Rohan Sachdev

Manifestações orais de lesões pigmentadas

Rohan Sachdev

Manifestações orais de lesões pigmentadas

ScienciaScripts

Imprint
Any brand names and product names mentioned in this book are subject to trademark, brand or patent protection and are trademarks or registered trademarks of their respective holders. The use of brand names, product names, common names, trade names, product descriptions etc. even without a particular marking in this work is in no way to be construed to mean that such names may be regarded as unrestricted in respect of trademark and brand protection legislation and could thus be used by anyone.

Cover image: www.ingimage.com

This book is a translation from the original published under ISBN 978-620-2-31199-1.

Publisher:
Sciencia Scripts
is a trademark of
Dodo Books Indian Ocean Ltd. and OmniScriptum S.R.L publishing group

120 High Road, East Finchley, London, N2 9ED, United Kingdom
Str. Armeneasca 28/1, office 1, Chisinau MD-2012, Republic of Moldova, Europe
Managing Directors: Ieva Konstantinova, Victoria Ursu
info@omniscriptum.com

Printed at: see last page
ISBN: 978-620-8-40203-7

RECONHECIMENTO

Este trabalho não teria sido possível sem as bênçãos do Todo-Poderoso. Estou muito grato a Deus pela sua graça constante e pela sua sanção divina. O sucesso e o resultado final deste projeto exigiram muita orientação e assistência de muitas pessoas e sinto-me extremamente privilegiado por ter conseguido tudo isto durante a conclusão do meu projeto .

Durante a realização deste trabalho, a minha família apoiou-me muito. Gostaria de agradecer aos meus pais, Dr. Gopal Sachdev e Neena Sachdev, e ao meu irmão Sidharth Sachdev, cujo amor, apoio e orientação me acompanham em tudo o que faço. Eles são os melhores modelos que tenho na minha vida.

Este trabalho não teria sido possível sem o apoio da Dr.ª Kriti Garg, MDS Oral Medicine and Radiology, Reader, Rama Dental College Hospital and Research Centre, Kanpur, que tem apoiado os meus objectivos de carreira e que tem trabalhado ativamente para me proporcionar o tempo académico protegido para prosseguir esses objectivos.

Estou grato e tenho a sorte de receber apoio e orientação constantes dos meus professores e amigos, que me ajudaram a concluir com êxito este trabalho.

Rohan Sachdev

ÍNDICE

CAPÍTULO 1

INTRODUÇÃO

A pigmentação é a descoloração normal e anormal da pele e da membrana mucosa.[1] A pigmentação é uma descoloração da mucosa oral ou da gengiva devido a uma grande variedade de lesões e condições.[2] A alteração da cor da mucosa oral reflecte o estado de saúde subjacente, que pode ser local ou sistémico. Esta alteração de cor deve-se à pigmentação, que pode ser fisiológica ou patológica. A pigmentação em condições patológicas varia desde anomalias localizadas até condições potencialmente fatais.[3]
A pigmentação na cavidade oral pode ser causada pela acumulação de um ou mais pigmentos, o que leva à alteração da cor dos tecidos. Existem vários graus de variegação cromática observados tanto em condições fisiológicas como patológicas.[2]
A cor normal dos tecidos saudáveis da mucosa oral é rosa pálido, mas há uma mudança de cor de rosa para vermelho devido à inflamação.[3] Esta coloração é causada por vários factores, um dos quais é a pigmentação. As variações regionais normais na pigmentação oral, da maior para a menor, ocorrem na gengiva, mucosa bucal, palato duro, língua, palato mole e pavimento da boca.[3]
A variação da cor normal dos tecidos orais deve sempre chamar a atenção, uma vez que uma parte destas alterações pode indicar uma potencial patologia subjacente.[3] A mucosa oral é profundamente colorida quando comparada com a pele. A cor reflecte o estado clínico da mucosa; os tecidos inflamados são vermelhos, devido ao aumento do número e dilatação dos vasos sanguíneos, enquanto os tecidos normais e saudáveis são rosa pálido.[4] Esta coloração é o resultado líquido de muitos factores, um dos quais é a pigmentação. O pigmento é qualquer matéria corante presente nos tecidos vivos. Os pigmentos estão presentes em todo o corpo humano, incluindo a cavidade oral. A pigmentação oral é uma condição relativamente comum que pode envolver qualquer parte da cavidade oral [4]
A pigmentação oral é uma condição relativamente comum que pode ocorrer em qualquer parte da cavidade oral e resulta de factores intrínsecos e extrínsecos, podendo ser fisiológica ou patológica.[3.6] Os profissionais de saúde devem observar as alterações de cor na cavidade oral, que podem ser uma manifestação do processo patológico subjacente.[1,6]
As lesões pigmentadas são frequentemente encontradas na boca.[4] A pigmentação oral pode ser de origem exógena ou endógena.[5] A pigmentação exógena é normalmente devida à implantação de corpos estranhos na mucosa oral. Os pigmentos endógenos incluem a melanina, a hemoglobina, a hemossiderina e o caroteno.[2,3,4,5]
A identificação de tecido pigmentado na cavidade oral pode representar um dilema de diagnóstico para o clínico.[3] A manifestação do pigmento da mucosa é variável e pode

variar de coloração macular focal a difusa ou de um pequeno crescimento nodular a uma grande massa.[7] A pigmentação é de origem fisiológica? É de etiologia patológica? Representa um processo maligno? Estas são perguntas que normalmente vêm à mente quando um paciente apresenta pigmentação da mucosa oral. A cor, a localização, a duração, a distribuição e o aspeto da(s) lesão(ões) pigmentada(s) podem ser importantes para o diagnóstico.[3,7] A avaliação do doente que apresenta uma lesão pigmentada deve incluir uma história médica e dentária completa, exames extra-orais e intra-orais e, em alguns casos, biópsia e exames laboratoriais.[6]

CAPÍTULO 2

ETIOLOGIA E SÍNTESE DE PIGMENTOS

A pigmentação oral tem sido associada a uma variedade de factores etiológicos endógenos e exógenos.[2] A pigmentação exógena é normalmente devida à implantação de corpos estranhos na mucosa oral. Os pigmentos endógenos incluem a melanina, a hemoglobina, a hemossiderina e o caroteno.[4]

Pigmentação exógena:

A pigmentação exógena é uma condição em que os pigmentos são provenientes de fontes externas que entram em contacto com o revestimento interno da boca ou são ingeridos e depositados na mucosa oral. Surge como resultado da introdução de um metal ou de um fármaco no organismo através da membrana mucosa, do trato intestinal ou da pele. A pigmentação exógena pode ser acidental, iatrogénica ou por envenenamento.[4]

Medicamentos que causam pigmentação oral :[4]

- Tetraciclinas
- Minociclinas
- Medicamentos antimaláricos
- Clorohexidina
- Medicamentos contraceptivos orais

Tetraciclinas :

A tetraciclina é um antibiótico de largo espetro. Estes medicamentos são os que mais frequentemente causam alterações na pigmentação da pele. É um antibiótico normalmente utilizado para o tratamento do acne. Causa pigmentação escura apenas numa pequena percentagem de pessoas que a tomam como tratamento a longo prazo. As probabilidades de desenvolver esta hiperpigmentação ao tomar tetraciclina aumentam com a toma de doses mais elevadas. As probabilidades de desenvolver uma pigmentação mais escura também aumentam se estiver exposto ao sol. A pigmentação da pele causada pelas tetraciclinas desaparece normalmente quando se pára de tomar o medicamento. Nas crianças, as tetraciclinas, como a minociclina, podem fazer com que os dentes fiquem castanhos. Por conseguinte, não é recomendada a utilização de tetraciclinas em crianças com idade inferior a 12 anos ou durante a gravidez.[4] Existem três tipos de pigmentação da pele causados pelas tetraciclinas:

- A descoloração de tipo 1 ocorre apenas em cicatrizes e locais que tenham sido previamente doridos. Este tipo de descoloração é de cor azul-escura.

- A descoloração de tipo 2 encontra-se na pele, normalmente nos braços e nas pernas. Tem uma cor cinzento-azulada e pensa-se que é causada pela acumulação de melanina na pele.
- A descoloração de tipo 3 é normalmente encontrada na pele que está exposta ao sol. É de cor castanha e pensa-se que se deve a um aumento da melanina na pele.

Se os dentes forem expostos à tetraciclina (seja no útero ou através de administração oral) numa altura de mineralização ou calcificação dos dentes, a tetraciclina liga-se aos iões de cálcio (ortofosfato de cálcio) nos dentes. Se isto acontecer antes da erupção dos dentes através da gengiva (gengivas), a tetraciclina ligada ao ortofosfato de cálcio causará uma descoloração amarela fluorescente inicial. No entanto, após a erupção dos dentes e a exposição à luz, a tetraciclina oxidará, fazendo com que a descoloração mude de amarelo fluorescente para castanho não fluorescente ao longo de um período de meses a anos. A localização da descoloração dos dentes está diretamente relacionada com a
fase de desenvolvimento do dente no momento da exposição à tetraciclina. Além disso, os dentes permanentes tendem a apresentar uma descoloração menos intensa, mas mais difusa, do que os dentes decíduos.[4]

Minociclinas :

A minociclina é um antibiótico comummente utilizado para o tratamento a longo prazo da acne vulgar. Um efeito secundário bem documentado e cosmeticamente desagradável é a pigmentação da pele. Ocorrem três tipos distintos: Tipo I, pigmento azul-preto/cinzento no rosto em áreas de cicatrização ou inflamação associadas à acne; tipo II, pigmento azul-acinzentado na pele normal das canelas e antebraços; tipo III, descoloração difusa castanho-lama em áreas de exposição solar. Os tipos I e II coram para ferro e melanina extracelularmente e dentro dos macrófagos na derme.[4] O tipo III mostra um aumento inespecífico da melanina nos queratinócitos basais e melanófagos dérmicos que se coram apenas para melanina. A etiologia desta pigmentação é desconhecida, mas pode estar relacionada com metabolitos reactivos polimerizados, produtos de quelação insolúveis e durações prolongadas do tratamento com minociclina em comparação com outras tetraciclinas. Os tipos I e II tendem a desaparecer lentamente ao longo do tempo, ao passo que o tipo III persiste indefinidamente.[4] A pigmentação cutânea induzida pela minociclina continua a ser um efeito secundário potencialmente desfigurante de um tratamento altamente eficaz contra a acne e a rosácea. [4]

Medicamentos antimaláricos :

Os medicamentos antimaláricos, também conhecidos como antimaláricos, destinam-se a prevenir ou curar a malária. Os antimaláricos podem frequentemente causar áreas escuras de pigmentação na pele. Os antimaláricos são utilizados não só para proteger contra a malária, mas também para reduzir a inflamação e controlar o sistema imunitário noutras doenças.[4] Os doentes que recebem cloroquina ou hidroxicloroquina durante vários anos desenvolvem pigmentação cinzento-azulada no rosto, pescoço e, por vezes, na parte inferior das pernas e antebraços. O uso continuado a longo prazo pode levar a manchas negro-azuladas, especialmente em áreas expostas ao sol. Também se podem desenvolver leitos das unhas e alterações da córnea e da retina. A histopatologia da pigmentação induzida por antimaláricos consiste em grânulos amarelos a castanhos escuros no interior de macrófagos e extracelularmente na derme.[4] Normalmente, quando se começa a tomar antimaláricos, as áreas de pigmentação da pele que estes podem causar são pequenas e de forma oval. À medida que se toma mais antimaláricos, a pigmentação da pele desenvolve-se normalmente em grandes manchas de descoloração. Pensa-se que cerca de um quarto dos doentes que tomam estes medicamentos desenvolverão uma pigmentação cinzenta, azul ou púrpura. A quinacrina pode frequentemente causar pigmentação cutânea amarela. Isto acontece porque o medicamento mancha a pele. Esta pigmentação é reversível e desaparece alguns meses depois de se deixar de tomar o medicamento.[4]

Clofazimina :

Clofazimina é utilizada para tratar uma doença bacteriana crónica do nariz chamada rinoscleroma, lúpus discoide e lepra. A pigmentação da pele é um efeito secundário comum causado por este medicamento. Um problema comum observado com a clofazimina é o aparecimento de pigmentação vermelha na pele e nos olhos. Isto acontece frequentemente pouco depois de o doente começar a tomar o medicamento e, normalmente, nas primeiras duas semanas. Se o doente continuar a tomar clofazimina, pode desenvolver uma pigmentação castanho-púrpura ou azul na pele. A pigmentação vermelha inicial é causada pela acumulação da clofazimina nas células da pele. A pigmentação castanho-púrpura ou azul é causada por um aumento da melanina na pele.[4]

***Clorohexidina*:**

Ao longo dos anos, a clorexidina tem sido utilizada na prática dentária como um excelente agente antiplaca.[8,9] A clorexidina não só apresenta uma propriedade especial de substantividade, como também possui um amplo espetro antimicrobiano que permite a sua utilização numa grande variedade de doenças orais. O efeito secundário mais comum associado à utilização da clorexidina é a descoloração acastanhada dos dentes, da restauração e da língua.[8]

Contraceptivos orais :

As pílulas contraceptivas são um dos medicamentos mais comuns tomados pelas mulheres e, apesar de serem geralmente seguras, têm alguns efeitos secundários. As hormonas contidas nas pílulas contraceptivas têm, por vezes, efeitos na pigmentação da pele. Em particular, podem, por vezes, causar ou agravar uma condição conhecida como melasma, que é o desenvolvimento de manchas escuras, normalmente em áreas da pele expostas ao sol, principalmente no rosto, mas também na parte de trás do pescoço e nos antebraços. [4]

Pigmentação endovenosa:

As pigmentações endógenas da mucosa oral são produzidas pelo metabolismo do próprio organismo, por substâncias bioquímicas exógenas e por produtos metabólicos.[3]

Por exemplo

> Melanina
> Melanóide
> Oxi-hemoglobina e hemoglobina reduzida
> Caroteno
> Hemossiderina
> Bilirrubina
> Porfirinas

Melanina:

Pigmento endógeno mais comum. Presente na camada basal do epitélio. Derivado da tirosina e sintetizado nos melanócitos. O mais importante deles é a melanina, que é sintetizada pelos melanócitos na camada epitelial basal e depois transferida para os queratinócitos.[3]

Fisiologia da pigmentação da melanina

Há uma maior ocorrência de pigmentação de melanina na cavidade oral de indivíduos de pele mais escura do que de indivíduos de pele clara. A coloração é produzida pelos melanócitos que contêm melanina na camada celular basal do epitélio. Produzem melanina em organelos ligados à membrana chamados melanossomas.[3] A secção corada com hematoxilina e eosina mostra que o número médio de melanócitos é de 1 em 10 células na camada basal do epitélio.[3]

Melanogénese

A melanina é um pigmento produzido pelos melanócitos que residem na camada basal da epiderme. É armazenada em vesículas chamadas melanossomas e é transferida para as células epiteliais adjacentes através de processos dendríticos. A melanina protege o ADN dos efeitos ionizantes e nocivos da radiação ultravioleta.[3] É o produto final de transformações complexas e múltiplas da L-tirosina, são biopolímeros polimorfos e multifuncionais, representados por: o Eumelanina o Feomelanina o Neuromelanina o Pigmento misto de melanina.

Síntese da melanina

A partir do aminoácido tirosina, que, com a enzima tirosinase, é um pré-requisito fundamental, as etapas sucessivas da produção de melanina são as seguintes:

Tirosina → Dopa → Dopa-quinona
I
Di-hidroxi-indol ^ Dopa-cromo ^ Leuco-dopa-cromo
I
Indole 5, 6- quinona → Melanocromo → Melanina.3

Quando a tirosina é oxidada pela tirosinase, a dopaquinona é produzida como produto imediato. Na ausência de cisteína, a dopaquinona sofre a adição intramolecular do grupo amino, dando origem ao leucodopacrómio. A permuta redox entre o leucodopacrómio e a dopaquinona dá então origem ao dopacrómio. O dopacrómio decompõe-se gradualmente, originando sobretudo 5,6-dihidroxiindol (DHI) e, em menor grau, ácido DHI-2-carboxílico (DHICA).

Este último processo é catalisado pela proteína-2 relacionada com a tirosinase, atualmente conhecida como dopacrómio tautomerase. Por fim, estes DHI são oxidados em eumelanina. Pensa-se que a proteína-1 relacionada com a tirosinase catalisa a oxidação do DHICA em eumelanina. Por outro lado, na presença de cisteína, a dopaquinona reage rapidamente com a cisteína para dar 5-S-cisteinildopa e, em menor grau, 2-cisteinildopa. As cisteinildopas são depois oxidadas para dar origem a intermediários benzotiazínicos e, finalmente, para produzir feomelanina.[3]

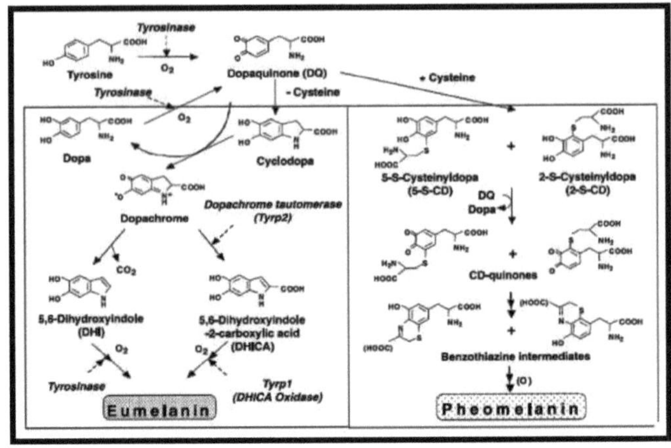

A teoria citocrina da pigmentação da melanina

Masson (1948) apresentou a teoria "citocrina" da secreção de melanina. De acordo com esta teoria, a melanina está presente em células especializadas produtoras de pigmento, chamadas melanócitos, que são transferidas sob a forma de grânulos para as células epidérmicas vizinhas. Masson foi justificado e a sua teoria "citocrina" é amplamente aceite. [3] Birbeck e os seus colaboradores (1956) descobriram que os melanócitos exibiam uma célula. Quando o corte sagital do folículo piloso foi feito em diferentes níveis, revelou que parte do processo citoplasmático do melanócito piloso aparecia como fagocitado pela célula cortical. Mais tarde, a parede celular desapareceu e os grânulos de melanina dispersaram-se pelo citoplasma das células corticais.

Melanóide:

> Os grânulos encontram-se dispersos no St. lucidum e no St. corneum da pele. Confere uma tonalidade amarela clara à pele.

Oxihemoglobina e hemoglobina reduzida:

> Resultam de depósitos de hemossiderina. A cor da pele é afetada pelos plexos capilares e venenosos que brilham através da pele.

Caroteno:

> Distribuído nos lípidos do St.corneum e St.lucidum. Cor amarela profunda da pele.

Hemossiderina:

> Dá cor castanha. Deposita-se em consequência de extravasamentos de sangue. Pode ocorrer como consequência de um traumatismo ou de um defeito no mecanismo hemostático.

CAPÍTULO 3

CLASSIFICAÇÃO DAS LESÕES PIGMENTADAS ORAIS

A pigmentação oral tem sido associada a uma variedade de lesões e condições.[2]

A. Pigmentações localizadas: Tatuagem de amálgama, grafite ou outras tatuagens, nevus, máculas melanóticas, melanoacantoma, melanoma maligno, sarcoma de Kaposi, oligomatose epitelioide, xantoma verruciforme.

B. Pigmentações múltiplas ou generalizadas

1. **Genética:** Pigmentação melanínica idiopática (pigmentação racial ou fisiológica), síndroma de Peutz-Jegher, síndroma de Laugier-Hunziker, complexo de mixozomas, pigmentação manchada,
hiperatividade endócrina, síndrome de Carney, síndrome de Leopardo e lentiginose profusa.[2]

2. **Drogas:** Tabagismo, bétel, anti-maláricos, antimicrobianos, minociclina, amiodarona, clorpromazina, ACTH, zidovudina, cetoconazol, metildopa, busulfan, mentol, pílulas contraceptivas e exposição a metais pesados (ouro, bismuto, mercúrio, prata, chumbo, cobre).

3. **Endócrino:** Doença de Addison, síndrome de Albright, acantose nigricans, gravidez, hipertiroidismo.

4. **Pós-inflamatório:** Doença periodontal, repigmentação gengival pós-cirúrgica.

5. **Outras:** Hemocromatose, neurofibromatose generalizada, incontinência pigmentar, doença de Whipple, doença de Wilson, doença de Gaucher, doença VIH, talassemia, cisto gengival pigmentado e deficiências nutricionais

Pigmentação endógena na doença da mucosa oral [10]

PIGMENT	COLOUR	DISEASE PROCESS
Hemoglobin	Blue/red/ purple	Varix,hemangioma, kaposi's sarcoma,angiosarcoma,hereditary hemorrhagic telangiectasia
Hemosiderin	Brown	Ecchymosis,petechiae, thrombosed varix,hemorrhagic mucocele,hemochromatosis
Melanin	Brown/black/ gray	Melanotic macule,nevus, melanoma, basilar melanosis with incontinence

Pigmentação exógena da mucosa oral [10]

Source	Color	Disease process
Silver amalgam	Gray/black	Tattoo, iatrogenic trauma
Graphite	Gray/black	Tattoo, trauma
Lead, Mercury, Bismuth	Gray	Ingestion of paint and medicinal

Classificação clínica da pigmentação oral [10]

Color	Solitary Lesion		Multiple lesion
	Focal lesion	Diffuse lesion	
Blue/purple	Varix, hemangioma	Hemangioma	Kaposi's sarcoma,hereditary hemorrhagic telangiectasia

Brown	Melanotic macule,nevus, melanoma	Ecchymosis, melanoma,hairy tongue,drug induced	Physiologic pigment,neurofibromatosis, hemochromatosis,addison's disease,drug induced, peutz-jeghers syndrome,petechiae
Gray /black	Amalgam, nevus,graphite, melanoma,	Amalgam, melanoma,hairy tongue	Heavy metal ingestion

De acordo com Brocheriou et al [2]

- Pigmentações não tumorais
- Tumores não pigmentados com melanina
- Tumores pigmentados de melanina benignos
- Melanomas malignos

Pigmentação da pele do rosto e da mucosa oral [11]

Lesion	Macular lesions	Nodular	Papillary
Focal	Amalgam tattoo,graphite tattoo,ephelis,melanotic macule,melanoacanthoma,junctional nevus,blue nevus,ecchymosis,petechia,macular hemangioma,kaposi's sarcoma	Compound and intradermal nevi,seborrheic keratosis, angiomas, kaposi's sarcoma, melanoma	
Diffuse	Addison disease,cushing syndrome,neurofibromatosis,peutz-jeghers syndrome,minocycline,HIV associated oral melanosis,smoker's melanosis,melasma,choasma	Malignant melanoma,kaposi' sarcoma	Acanthosis nigricans,black brown hairy tongue

Alogritmo baseado na apresentação clínica típica ou pedominante [5]

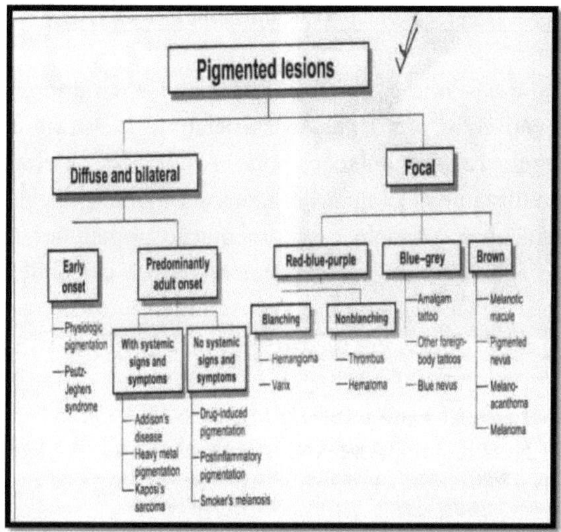

Classificadas em lesões pigmentadas localizadas e lesões pigmentadas generalizadas:[1]

Pigmentações localizadas:

- Tatuagem de amálgama.
- Grafite.
- Nevus.
- Mácula melanótica.
- Hemocromatose.
- Língua peluda.
- Melanoma maligno.

Pigmentações generalizadas :

- Síndrome de Seutz-Jeghers
- Neurofibromatose.
- Melanose do fumador.
- Doença de Addison.
- Melanose oral no VIH

CAPÍTULO 4

MANIFESTAÇÕES ORAIS DE LESÕES PIGMENTADAS

A pigmentação oral é bastante comum e o seu diagnóstico diferencial é vasto. Pode ser feita uma distinção entre pigmentação associada à melanina e pigmentação não associada à melanina. A pigmentação pode resultar de factores endógenos ou exógenos, e pode incluir tanto etiologias benignas como malignas. A cor, a localização, a distribuição, a duração e o aspeto da pigmentação podem ser importantes para o diagnóstico.[12,13] O diagnóstico de lesões pigmentadas da cavidade oral e dos tecidos periorais é um desafio.[14] Com base na cor do pigmento, as manifestações orais das lesões pigmentadas são divididas em quatro categorias, que são as seguintes

A. LESÕES VERMELHAS E AZUIS DA MUCOSA ORAL
B. LESÕES MELANÓTICAS CASTANHAS DA MUCOSA ORAL
C. LESÕES DA MUCOSA ORAL ASSOCIADAS AO HEME CASTANHO
D. PIGMENTAÇÃO NEGRA DA MUCOSA ORAL

CAPÍTULO 5

[A] LESÕES VERMELHAS E AZUIS DA MUCOSA ORAL

HEMANGIOMA

O hemangioma é o tumor vasoformativo benigno mais comum da infância e da adolescência. Normalmente, manifestam-se no primeiro mês de vida, apresentam uma fase proliferativa rápida e involuem lentamente até à resolução quase completa.[10,13,15] O tumor benigno e localizado dos vasos sanguíneos é designado por hemangioma. A maioria das lesões vasculares benignas que ocorrem na região da cabeça e do pescoço tem geralmente uma malformação, uma base hamartomatosa.[15,16,17]

ETIOLOGIA

As lesões vasculares estão entre as anomalias congénitas e neonatais mais comuns.[15,17] Anomalia da proliferação de células endoteliais. Os heamangiomas também se formam devido a resultados do aumento do número de capilares.[15,17]

CLASSIFICAÇÃO

[Watson & Mc Carthy, com base numa série de 1308 tumores de vasos sanguíneos][16,17]

- Hemangioma capilar
- Hemangioma cavernoso
- Angioplastia humanismo
- Hemangioma racemoso
- Hemangioma sistémico difuso
- Hemangioma com metástases
- Nevus vinosus ou mancha do vinho do Porto
- Telangiectasia hemorrágica hereditária

O hemangioma também é histologicamente classificado em formas capilares e cavernosas. O hemangioma é um tumor de origem mesenquimal, que se caracteriza pela formação de tubos vasculares de células endoteliais.[15]

1. Hemangioma capilar:-Composto por muitas linhas capilares pequenas por uma única camada de células endoteliais apoiadas num estroma de tecido conjuntivo de densidade variável.
2. Hemangioma cavernoso: - Formado por grandes vasos de paredes finas ou

sinusóides revestidos por células epiteliais separadas por uma fina camada de septos de tecido conjuntivo.

CARACTERÍSTICAS CLÍNICAS

Ocorre geralmente à nascença ou em idade precoce Feminino:Masculino=3:1. A região da cabeça e do pescoço é a mais comum (60%). Muito poucos casos envolvem toda a superfície do corpo. Mais frequente em pessoas de raça branca. A lesão pode ser única ou múltipla. A lesão pode ser vermelha brilhante e de superfície lobular. A lesão tem uma consistência firme. O sangue não pode ser evacuado sob pressão.[10,13,15,18]

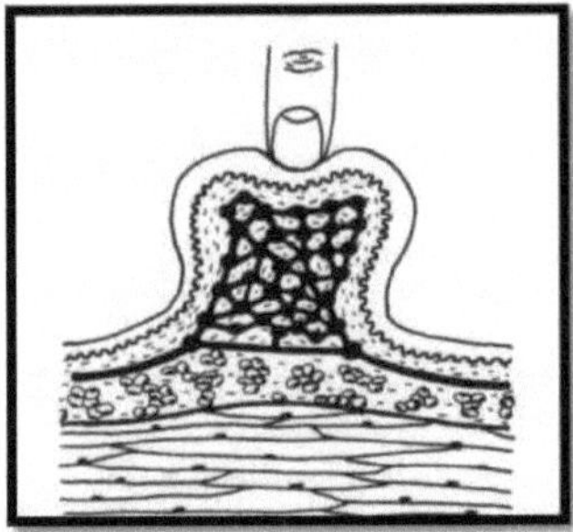

Aplicação de pressão sobre o hemangioma

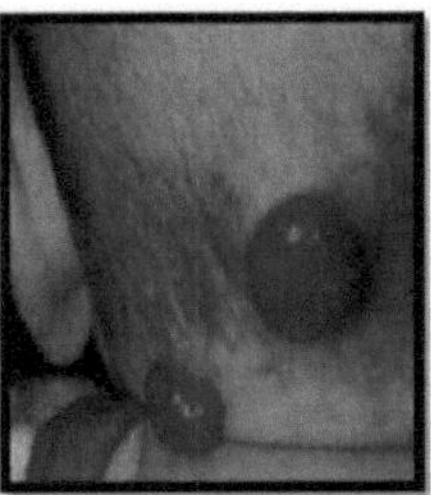

Hemangioma do couro cabeludo

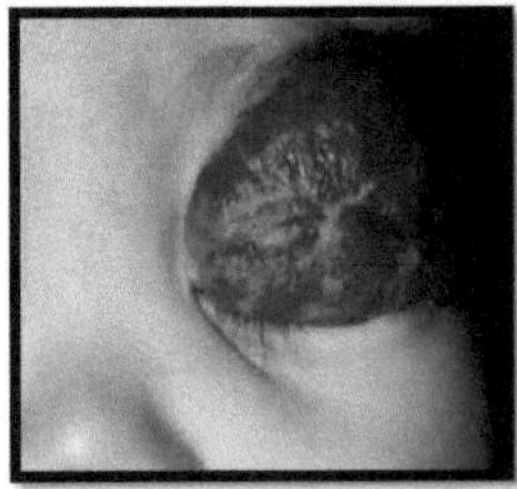

Hemangioma presente no olho

MANIFESTAÇÕES ORAIS

São raras na cavidade oral, mas podem ocorrer na língua, lábios, mucosa bucal, gengiva, mucosa palatina, glândulas salivares, rebordo alveolar e ossos maxilares.[10,15] Lesão plana ou elevada da mucosa oral. De cor vermelha intensa ou vermelha azulada. Forma bem circunscrita.10,19,20,21,22

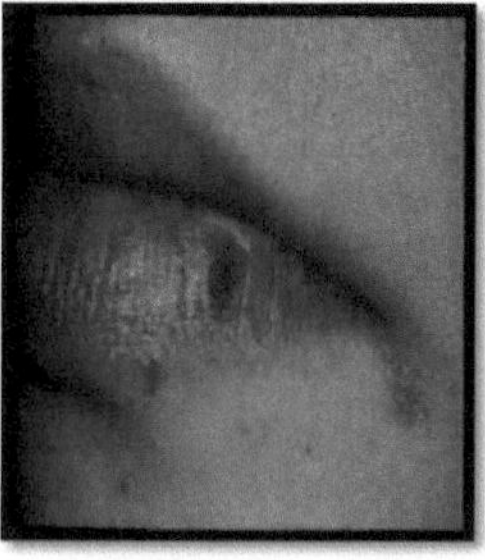

Hemangioma do lábio

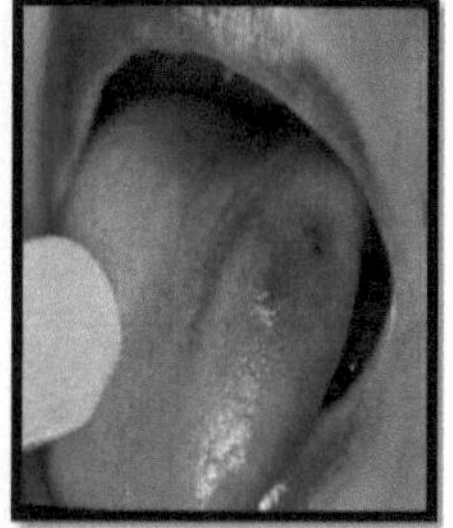

Hemangioma da língua

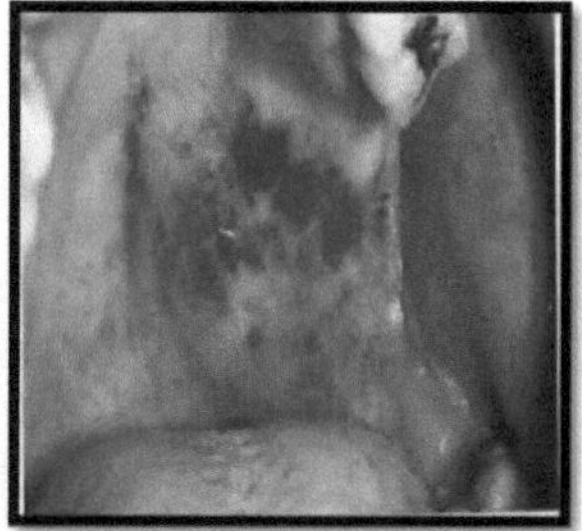

Hemangioma do palato mole

INVESTIGATIONS10,13,15,20,21,22

- Diascopia
- Radiografias

- Biópsia incisional
- Angiograma
- Doppler e ultrassonografia convencional
- Cintigrafia de glóbulos vermelhos marcados com radionuclídeos

CARACTERÍSTICAS RADIOGRÁFICAS [13,16]

- Pode estar presente um aspeto de favo de mel.
- Pode observar-se a reabsorção de raízes

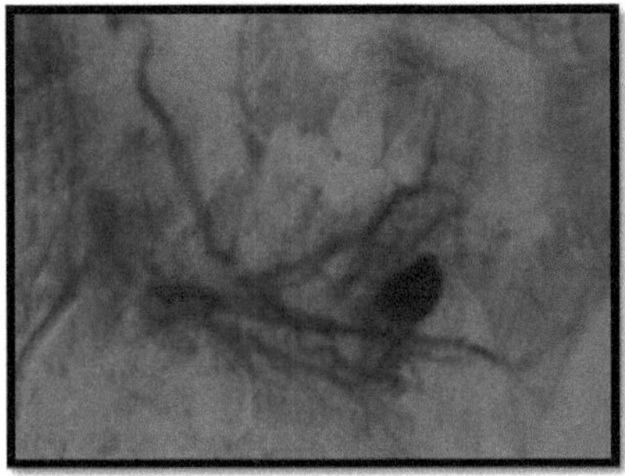

O angiograma mostra a natureza vascular do hemangioma

HISTOPATOLOGICAMENTE [16,22]

São observados muitos capilares pequenos. Revestidos por uma única camada de células endoteliais. Suportados por estroma de densidade variável

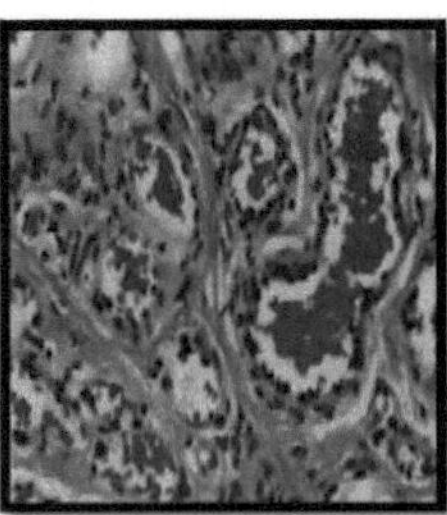

Vaso de tamanho capilar bem formado de hemangioma

DIAGNÓSTICO DIFERENCIAL[10,20,22]

- Mucocele

- Ranula
- Malformação arteriovenosa
- Granuloma piogénico
- Hemangiopericitoma

TRATAMENTO

O tratamento do hemangioma depende de uma variedade de factores, incluindo a idade do doente e o tamanho e extensão das lesões, bem como as suas caraterísticas clínicas, e a maioria dos hemangiomas verdadeiros não requer intervenção.[15] No entanto, 10-20% requerem tratamento devido ao tamanho, localização exacta, fases de crescimento ou regeneração, compromisso funcional e comportamento. O potencial de hemorragia grave causado pela natureza vascular da lesão deve ser considerado.[15,18,19,21]

- As congénitas sofrem regressão espontânea numa idade precoce
- Radioterapia
- Cirurgia - laser ou criocirurgia
- Dióxido de carbono neve
- Agentes esclerosantes - morruato de sódio/psilicato/1%sulfato de tetradecilo de sódio
- Esteróides intralesionais em crianças
- Lâmpada de flash laser pulsado
- Interferão alfa-2B
- O propranolol, um antagonista *β-adrenérgico* não seletivo, foi descoberto por acaso como causador da regressão de hemangiomas em proliferação em recém-nascidos a receber tratamento para doenças cardiovasculares.
- Laser Nd: YAG

SÍNDROMES ASSOCIADAS AO HEMANGIOMA:-[1] 0,[20] ,2[2]

SÍNDROME DE STURGE-WEBERS :-[ENCEFALOFACIALOU ANGIOMATOSE ENCEFALOTRIGEMINAL]

É uma doença de desenvolvimento rara, não hereditária, que se caracteriza por uma proliferação vascular hemartomatosa envolvendo os tecidos do cérebro e da face. Acredita-se que seja causada pela persistência de um plexo vascular à volta da porção cefálica do tubo neural. Este plexo desenvolve-se durante a 6ª semana de desenvolvimento intrauterino, mas normalmente sofre regressão durante a 9ª semana.

CARACTERÍSTICAS CLÍNICAS

Malformação vascular capilar dérmica da face conhecida como *mancha de vinho do Porto ou nevus flammeus,* devido à sua cor púrpura profunda. Distribuição unilateral juntamente com um ou mais segmentos do nervo trigémeo. O doente pode também ter angiomas leptomeníngeos. Podem estar presentes perturbações convulsivas. Também pode estar presente atraso mental ou hemiplegia contralateral

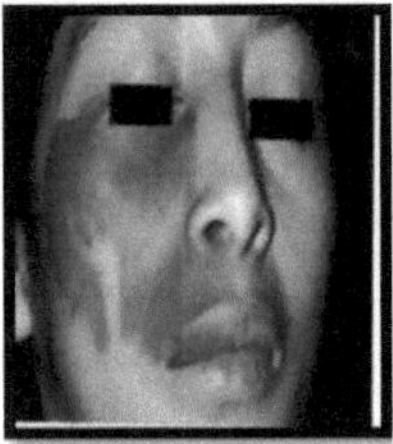

O ramo oftálmico está envolvido e as manchas de vinho do Porto

MENIFESTAÇÕES ORAIS

A gengiva pode apresentar hiperplasia vascular ou uma proliferação hemangiomatosa mais maciça. Envolvimento unilateral da mucosa oral. Crescimento assimétrico da mandíbula. Alteração da sequência de erupção dentária

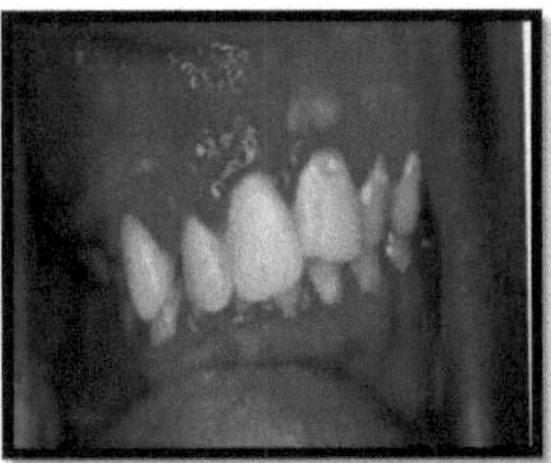

Hipervascularização da gengiva

CARACTERÍSTICAS RADIOGRÁFICAS

A radiografia do crânio mostra calcificações giriformes em forma de "linha de elétrico" no lado afetado.

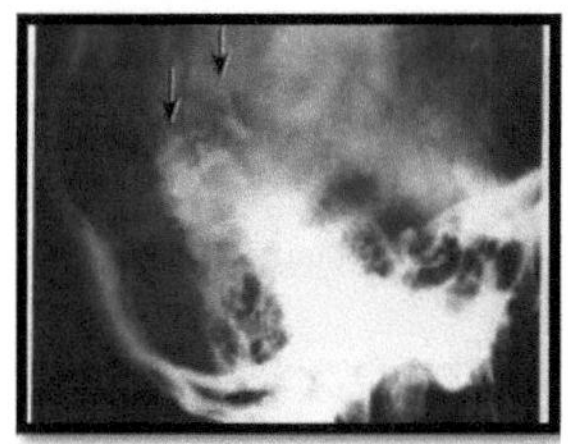

Calcificações de trampolim

HISTOPATOLOGICAMENTE

Número excessivo de vasos sanguíneos dilatados na derme média e profunda.

TRATAMENTO

Pode ser melhorada com a utilização dos mais recentes lasers de corante pulsado por lâmpada de flash. Remoção neurocirúrgica de lesões meníngeas angiomatosas em alguns casos

SÍNDROME DE KASABACH -MERRITT

Trata-se de uma coagulopatia grave, que tem sido associada a grandes hemangiomas em bebés. Caracteriza-se por trombocitopenia grave e hemorragia

SÍNDROME DE MAFFUCCI [DISCONDROPLASIA COM HAMARTOMAS VASCULARES] dada por *Maffucci 1881*

Caracterizado por múltiplos angiomas da pele e encondromas do osso, sendo os ossos distais os mais frequentemente afectados

DOENÇA DE VON-HIPPEL-LINDAU: dado por- *Christoferson et al 1961*

Uma síndrome familiar. Envolve hemangioblastomas na retina e no cerebelo. Estão presentes quistos pancreáticos e renais. Adenomas renais, hemangiomas hepáticos. Neoplasia endócrina múltipla

SÍNDROME DE NEVUS DE BORBOLETA AZUL: dado por-Bean *1958*

Hemangiomas cutâneos múltiplos de um tipo distinto e lesão semelhante do TGI. Presentes à nascença. De natureza autossómica dominante. Múltiplos, favorecem as extremidades superiores e o tronco. O tamanho varia de 1 mm a vários cm.

SÍNDROME DE WEBER DE KLIPPEL -TRENAUNAY: dado por- *Klippel e Trenaunay 1900*

Hemangiomas e varizes. Hipertrofia dos tecidos moles e dos ossos.

ANGIOSARCOMA

O angiossarcoma [AS] é um dos tumores mais malignos do tecido conjuntivo.[10,20,23,24] Trata-se de uma neoplasia maligna rara do endotélio vascular que pode ter origem em vasos sanguíneos ou linfáticos. O angiossarcoma é observado predominantemente no tronco e nos membros (mais especificamente nas coxas). A cavidade oral é um dos locais onde raramente foi diagnosticado.[10,23,24]

CARACTERÍSTICAS CLÍNICAS

Todos os grupos etários podem ser afectados, embora seja predominante nos homens brancos mais velhos e se apresente frequentemente como uma lesão cutânea.[24] O local mais comum é a cabeça e o pescoço [50%].Superfície nodular elevada ou ulcerada.De natureza multifocal. Expande-se com infiltração centrífuga gradual, resultando eventualmente na formação de nódulos e ulceração da pele.[24] O AS foi classificado em cinco grandes grupos com base numa vasta gama de cenários clínicos associados: AS associado a linfedema, AS induzido por radiação, AS pós-cancro da mama, AS de tecidos moles e AS cutâneo.[24]

MENIFESTAÇÕES ORAIS

AS lesões na língua, glândula parótida, lábio, glândula submandibular, palato mole e palato duro e sete lesões secundárias na gengiva e glândula parótida. A língua, a glândula parótida e o lábio são
comummente envolvido no adulto.[24] Ocorre normalmente na mandíbula. Se ocorrer na cavidade oral, aparece vermelho/azul/púrpura.[10,20]

HISTOPATOLOGICAMENTE

Vasos sanguíneos revestidos de endotélio que formam uma rede de anastomoses. Aumento da atividade mitótica. As células parecem atípicas por natureza.[16,22,25]

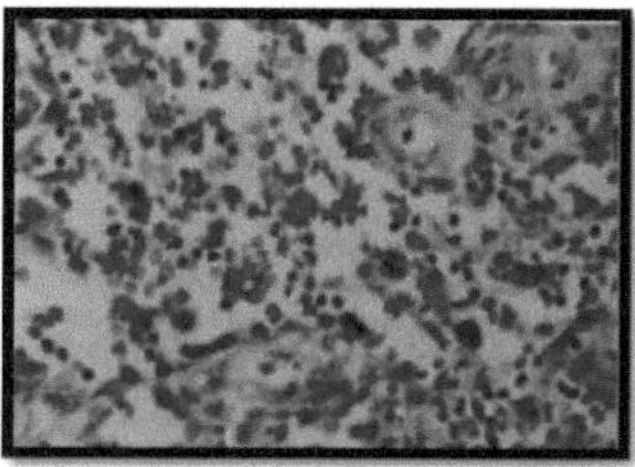

Espaços vasculares revestidos por células endoteliais de angiossarcoma

TRATAMENTO [25]

- Excisão cirúrgica radical.
- Radioterapia

VARIÁVEIS

A variz venosa é um tipo de malformação vascular adquirida que representa uma dilatação focal de uma única veia, observada sobretudo em indivíduos idosos e nas pernas.[10,26,27] Uma variz é uma veia dilatada e tortuosa, mais frequentemente uma veia sujeita a pressões hidrostáticas aumentadas, mas mal suportada pelo tecido circundante.[10,26]

CARACTERÍSTICAS CLÍNICAS

Ocorre geralmente após os 60 anos de idade. Raro em crianças. Comum em adultos mais velhos, sendo normalmente indolor.[10,26]

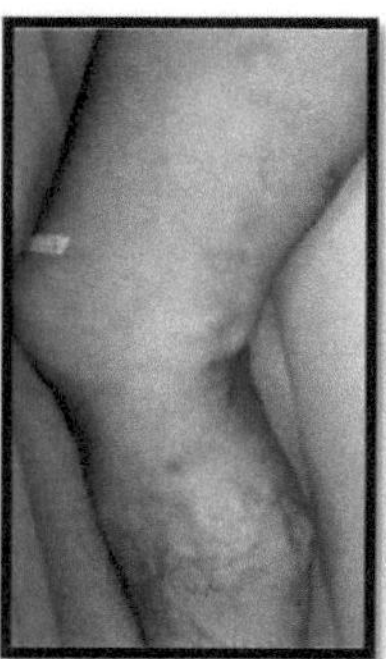

Varizes da perna

MENIFESTAÇÕES ORAIS

Cor vermelha/púrpura. Lesão elevada/papular em forma de bolha. Consistência firme. Superfície ventral/borda lateral da língua (língua de caviar) e pavimento da boca.10,20,27

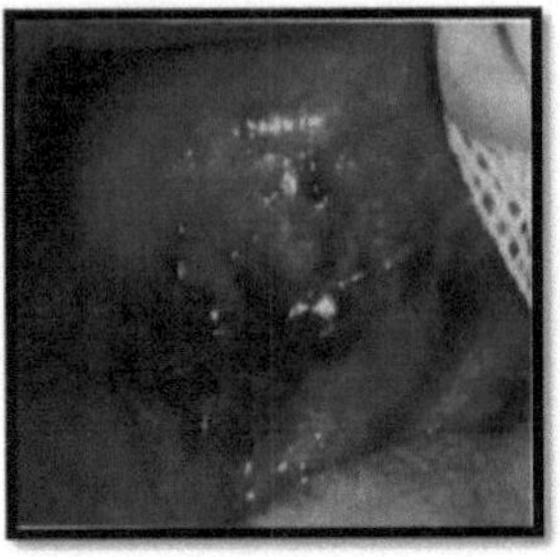

Varizes múltiplas da língua

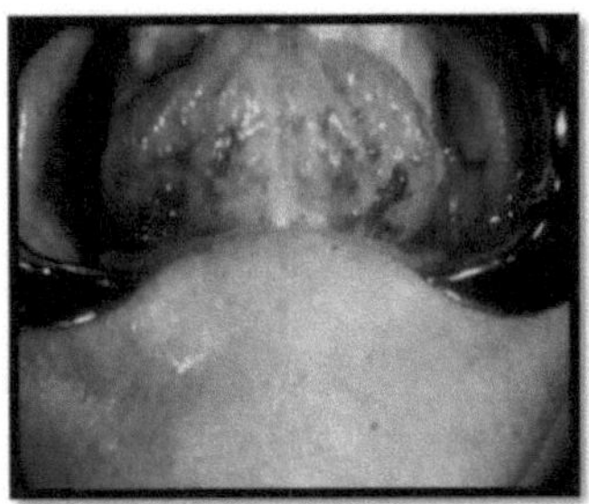

Língua de caviar

DIAGNÓSTICO DIFERENCIAL[10,20,22] > Hemangioma
> Mucocele
> Ranula

TRATAMENTO [10]

- Assintomático
- Normalmente não é necessário qualquer tratamento

TELANGECTASIA HEMORRÁGICA HEREDITÁRIA:-[DOENÇA DE RENDU-OSLER- WEBER]

É uma forma de hemangioma, doença hereditária congénita, caracterizada por numerosas áreas telengiectásicas ou angiomatosas, amplamente distribuídas na pele e mucosa da cavidade oral e que tendem a sofrer hemorragias repetidas.10,20,28,29,30

ETIOLOGIA

A HHT1 é causada por uma mutação do gene da endoglina no cromossoma 9, ao passo que a mutação do gene ALK-1 produz a HHT-2.[28] A HHT1 é causada por mutações no gene da endoglina (*ENG*), localizado no braço longo do cromossoma 9 (9q33-q34.1), enquanto a HHT2 é causada por mutações no gene da quinase 1 semelhante ao recetor da activina (*ALK1*), localizado no braço longo do cromossoma 12 (12q11-q14).[28]

Transmitida por ambos os sexos como autossómica dominante simples.

CARACTERÍSTICAS CLÍNICAS [10,20,28,29,30]

- Homem:mulher=1:1
- As telangectasias do tipo aranha estão presentes no nascimento ou pouco depois.
- As lesões cutâneas são mais comuns no rosto/pescoço e no peito.
- O sinal mais grave é a epistaxe e a hemorragia da cavidade oral.
- Os adultos podem apresentar uma malformação cerebrovascular.

MENIFESTAÇÕES ORAIS [10,20,22]

- Caracterizado por múltiplas pápulas roxas redondas ou ovais medindo <0,5 mm de diâmetro.
- Os locais comuns são a borda Vermillion do lábio, gengival.mucosa bucal, palato, assoalho da boca, língua

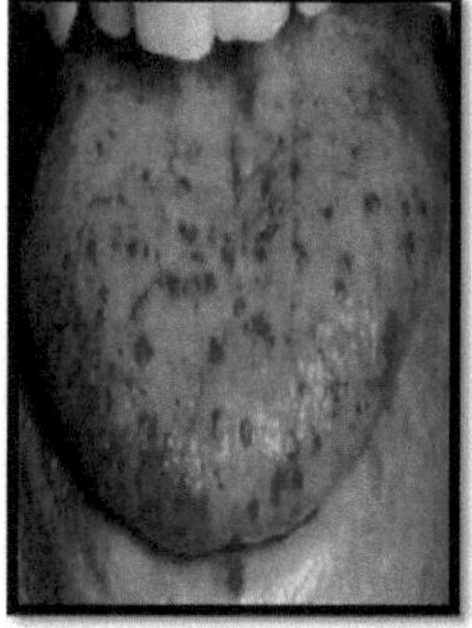

Lesão telógena da língua

HISTOPATOLOGICAMENTE [22]

Dilatação dos canais vasculares, extravasamento de eritrócitos

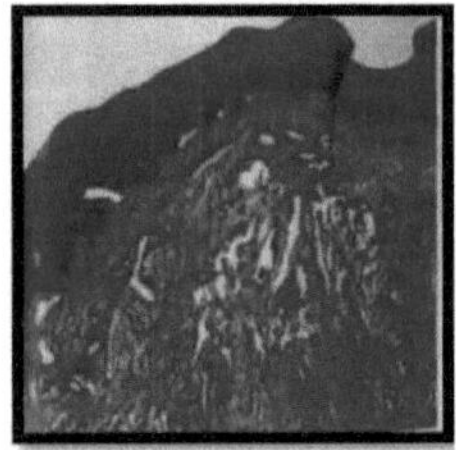

Vaso sanguíneo dializado

DIAGNÓSTICO DIFERENCIAL [10,16]

- Síndrome da crista
- Esclerodermia
- Lúpus eritematoso

GESTÃO 10,28,29,30

- Pacotes de pressão
- Electrocauterização
- Radioterapia
- Excisão cirúrgica
- Dermoplastia septal
- Terapia com suplemento de ferro

SARCOMA DE KAPOSI

O sarcoma de Kaposi foi 1st descrito por *Moriez Kaposi em 1872.* É um tumor de origem putativa e foi raramente encontrado na cavidade oral antes de 1983. [10,22,31]

ETIOLOGIA

- É uma proliferação de células endoteliais.
- Os dendrócitos dérmicos/submucosos, os macrófagos, os linfócitos e os mastócitos desempenham um papel importante.
- Outros factores são:
- Infecções
- Influências ambientais

- Redução da imunovigilância
- HHV8

CARACTERÍSTICAS CLÍNICAS [11,20,22,31]

- Surgiram três padrões clínicos, que são os seguintes
- Tipo clássico
- Tipo endémico
- Tipo de imunodeficiência

TIPO CLÁSSICO:-

- Mais comum na bacia mediterrânica
- A prevalência é rara
- Ocorre normalmente na velhice
- Múltiplas máculas e placas de cor púrpura azulada
- A lesão cutânea ocorre nas extremidades inferiores
- Outros órgãos ocasionalmente envolvidos
- As lesões orais são raras, alguns casos no palato

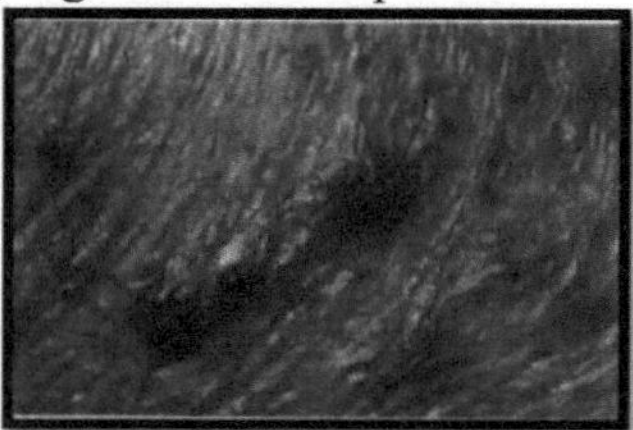

Lesão macular plana presente na pele

TIPO DE ENDEMIA:-

O tipo endémico de sarcoma de Kaposi divide-se ainda em quatro subcategorias, que são as seguintes

- Tipo nodular benigno
- Tipo agressivo
  > Desenvolvimento progressivo de lesões localmente invasivas que envolvem os tecidos moles e o osso subjacentes.

Forma florida:

> Lesões agressivas rapidamente progressivas e amplamente disseminadas com envolvimento visceral frequente

Tipo linfadenopático:

> Ocorre principalmente em crianças jovens de raça negra e apresenta tumores generalizados de crescimento rápido dos gânglios linfáticos, lesões ocasionais de órgãos viscerais e envolvimento esparso da pele.

IMUNODEFICIÊNCIA DO TIPO:-

- Mais comum nas áreas metropolitanas
- A prevalência é relativamente comum
- Ocorre maioritariamente em adultos
- Qualquer zona da pele pode ser afetada
- Outros órgãos estão frequentemente envolvidos

MENIFESTAÇÕES ORAIS [10,13,22,31]

- O palato, a gengiva e a língua são locais comuns
- A lesão pode ser plana, ominosa ou nodular do tipo exofítico
- A lesão pode ser única ou multifocal
- A cor é normalmente vermelha ou azul
- Podem estar presentes outras caraterísticas:
  > Candidíase
  > Leucoplasia pilosa
  > Condição periodontal avançada
  > Xerostomia

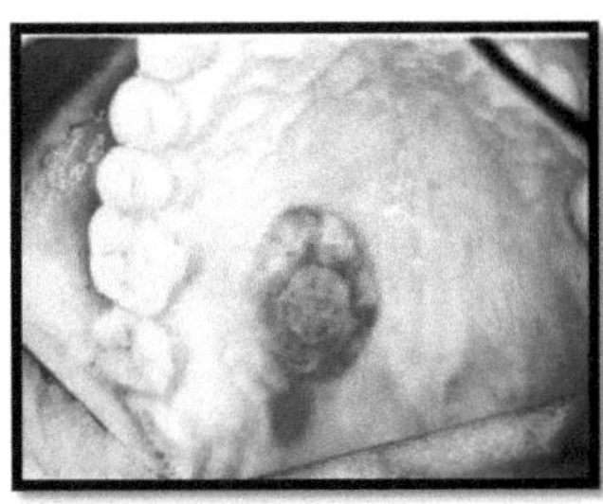

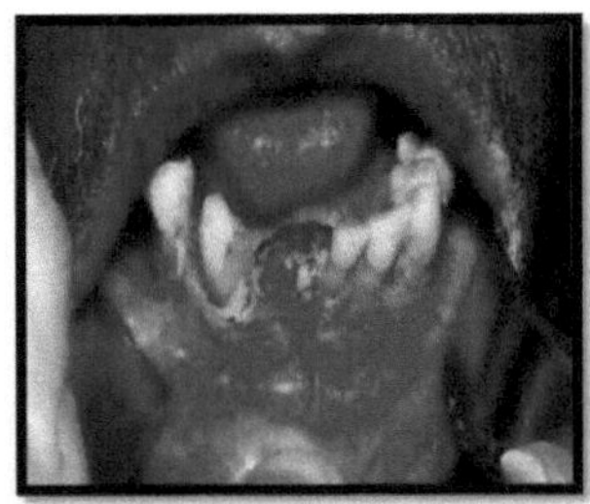

HISTOPATOLOGICAMENTE ,[1122] ■ FASE DE REMENDO:

> Proliferação de vasos em miniatura

> Rede vascular irregular

> As células endoteliais lesionais têm um aspeto indistinto e podem estar associadas a linfócitos e plasmócitos dispersos.

ESTÁDIO DA PLACA: -

> Proliferação adicional destes canais vasculares, juntamente com o desenvolvimento de um componente significativo de células fusiformes

ESTÁDIO NODULAR: -

> Aumento das células fusiformes para formar uma massa nodular semelhante a um tumor

> Estão presentes numerosos eritrócitos extravasados

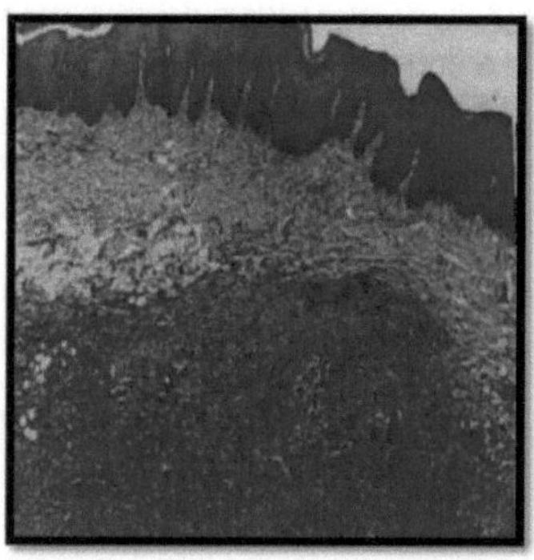

Célula fusiforme celular no interior do tecido conjuntivo

DIAGNÓSTICO DIFERENCIAL [10,20,31]

> Hemangioma
> Eritroplasia
> Melanoma
> Granuloma piogénico
> Granuloma de células gigantes

TRATAMENTO [10,31]

> Electrocauterização
> Injeção intralesional de tetradecil sulfato de sódio a 1%
> Sulfato de vinblastina a 1% intralesional, injecções quinzenais

CAPÍTULO 6

[B] LESÃO MELANÓTICA CASTANHA DA MUCOSA ORAL

CORRELAÇÕES MOLECULARES E PATOLÓGICAS DA DOENÇA:-

Todas as lesões melanocíticas envolvem a síntese de grânulos do pigmento melanina pelos melanócitos. Quando não há proliferação melanocítica, mas apenas um aumento da síntese de melanina nos melanossomas que contêm melanócitos, o pigmento é libertado nos queratinócitos basilares e, quando a sua capacidade de reter este pigmento é excedida, o pigmento extravasa para o tecido conjuntivo subjacente. Todas as lesões melanocíticas envolvem a síntese de grânulos de pigmento de melanina pelos melanócitos. Quando não há proliferação melanocítica, mas apenas um aumento da síntese de melanina nos melanossomas que contêm melanócitos, o pigmento é libertado nos queratinócitos basilares e, quando a sua capacidade de reter este pigmento é excedida, o pigmento extravasa para o tecido conjuntivo subjacente.

EPHELIS [SARDA]

É uma pequena mácula hiperpigmentada comum da pele que representa uma região de produção aumentada de melanina. [10,11,20,22]

ETIOLOGIA:-

- Transmitida de forma autossómica dominante
- O excesso relativo de deposição de melanina na epiderme produz a descoloração da pele

CARACTERÍSTICAS CLÍNICAS [10,12,22]

- Mais sobre pessoas de pele clara
- Homem:mulher=1:1
- Assintomático
- Mais frequentemente presente no rosto, braços e costas do corpo
- No rosto, bordo inferior do vermelhão do lábio
- A mácula é redonda/oval
- Normalmente, permanecem com um diâmetro de <3 mm
- Cor castanha clara uniforme
- Nitidamente demarcada da pele circundante

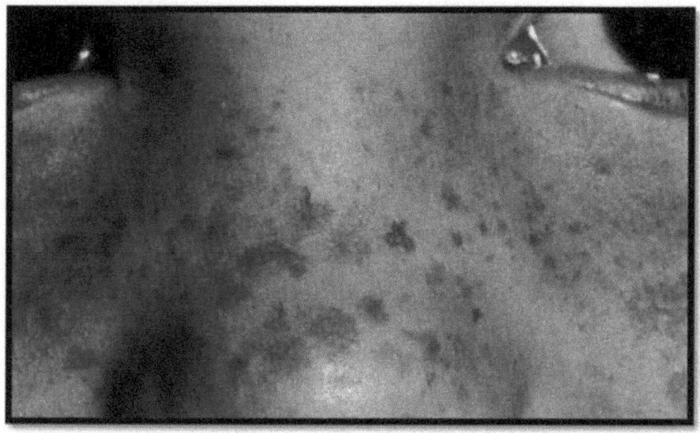

Lesões castanhas múltiplas no rosto

HISTOPATOLOGICAMENTE[16]

Composto por epitélio escamoso estratificado. Com abundante deposição de melanina na camada de células basais

DIAGNÓSTICO DIFERENCIAL [10]

- Nevo
- Melanoma
- Tatuagem de amálgama

TRATAMENTO [12]

Excisão cirúrgica

MÁCULA MELANÓTICA ORAL [MELANOSE FOCAL]

O termo mácula melanótica tem sido utilizado para descrever uma lesão pigmentada benigna da cavidade oral, caracterizada por um aumento da pigmentação da melanina ao longo da camada de células basais do epitélio e da lâmina própria. A mácula melanótica é tipicamente uma área plana e bem circunscrita de pigmentação que pode ser de cor castanha, preta, azul ou cinzenta. A maioria das lesões tem menos de 1 cm de diâmetro, embora em casos ocasionais possam ser maiores.[32] Esta lesão é uma descoloração plana e castanha da mucosa produzida por um aumento focal da deposição de melanina e possivelmente um aumento concomitante do número de melanócitos. Não depende da exposição solar.[11]

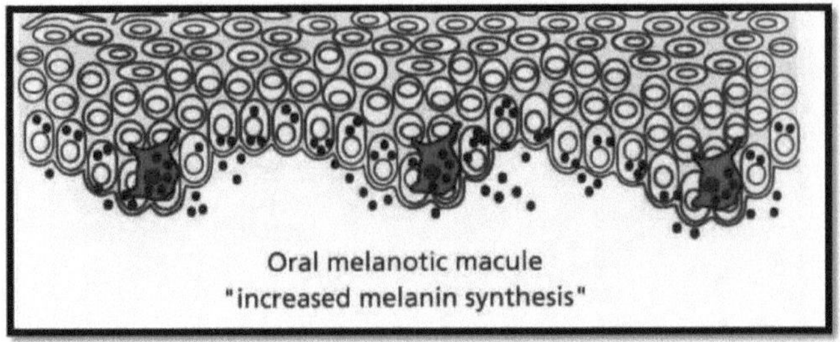

ETIOLOGIA [10,11,33]

Pigmentação racial, Distúrbio endócrino, Terapia antimalárica, Síndrome de Peutz-Jeghers, Tauma, Hemocromatose, Doença pulmonar crónica

CARACTERÍSTICAS CLÍNICAS [10,32]

> Mulheres:homens=2:1 > A idade média é de 40 anos

MENIFESTAÇÕES ORAIS [10,11]

- A zona vermelhão do lábio é o local mais comum, a mucosa bucal, a gengiva e o palato
- Lesão focal
- Bem demarcado
- Uniformemente bronzeado a castanho escuro
- Assintomático
- Mácula redonda ou oval

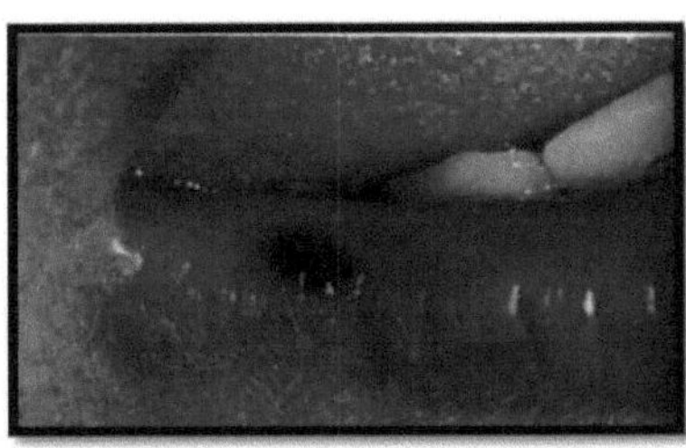

Uma única mácula castanha no lábio inferior

HISTOPATOLOGICAMENTE[11,22]

Aumento das camadas basal e parabasal do epitélio escamoso normal. A melanina pode ser vista livre ou dentro de melanófagos no tecido conjuntivo subepitelial

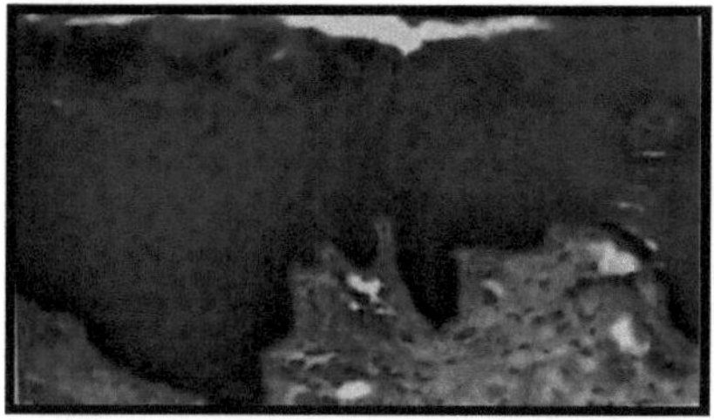

Excesso de melanina na camada basal e parabasal

TRATAMENTO [11,22,32]

- Normalmente não é necessário
- Excisão da lesão
- Electrocautério
- Ablação por laser
- Criocirurgia

NEVOS NEVOCELULARES [NEVO MELANOCÍTICO ADQUIRIDO, TOUPEIRA]

O nevo refere-se a uma malformação da pele e da mucosa que é de natureza congénita ou de desenvolvimento. Esta lesão representa uma proliferação localizada benigna de células da crista neural.[22]

CARACTERÍSTICAS CLÍNICAS [10,11,13]

- Pode desenvolver-se na pele durante a infância
- Feminino:masculino=2:1
- Mais comum em pessoas brancas
- A lesão está maioritariamente presente na região da cintura, cabeça e pescoço
- Normalmente de 3 tipos
  - Juncional
  - Composto
  - Intradérmico

TIPO DE JUNÇÃO:-

- As células do nevo mantêm a sua localização na camada basal
- A proliferação é mínima
- Os nevos são maculares
- Forma plana
- Cor castanha
- O contorno redondo/oval regular está presente

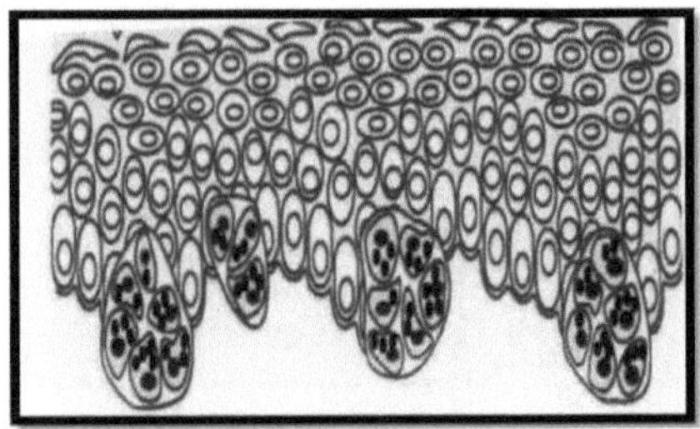

Nevos juncionais

TIPO DE COMPOSTO:-

- Mais tarde, as células começam a proliferar na junção epiteliomesenquimal e descem para o tecido conjuntivo, mas não invadem os vasos sanguíneos. As lesões podem assumir a forma de cúpula e perder a continuidade com o epitélio de superfície.

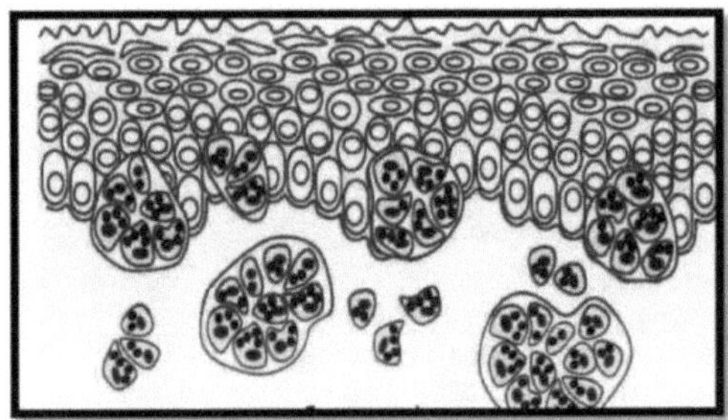

Nevos compostos

TIPO INTRADÉRMICO:-

- A superfície papilomatosa é vista
- São observados nódulos castanhos
- O cabelo pode estar a sair da lesão

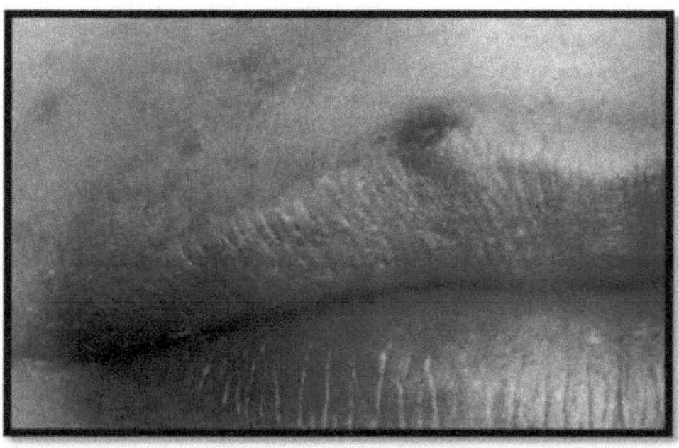

Nevo intradérmico sobre o bordo vermelhão do lábio

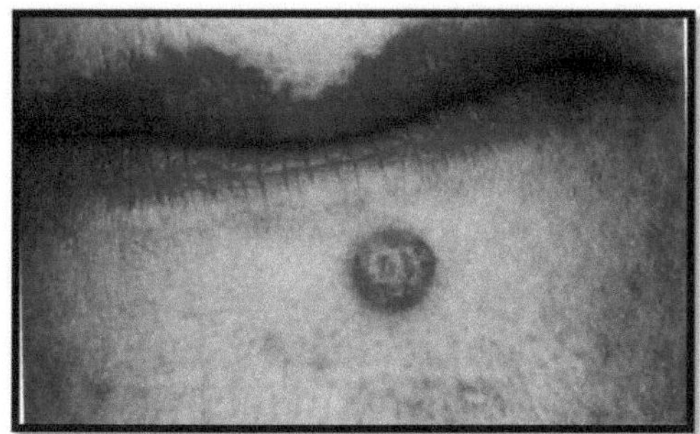

São observados pêlos grosseiros sobre os nevos intradérmicos

MENIFESTAÇÕES ORAIS [22]

- Geralmente pouco comum
- A maioria surge no palato/gengiva
- Cor castanha
- De natureza macular/nodular

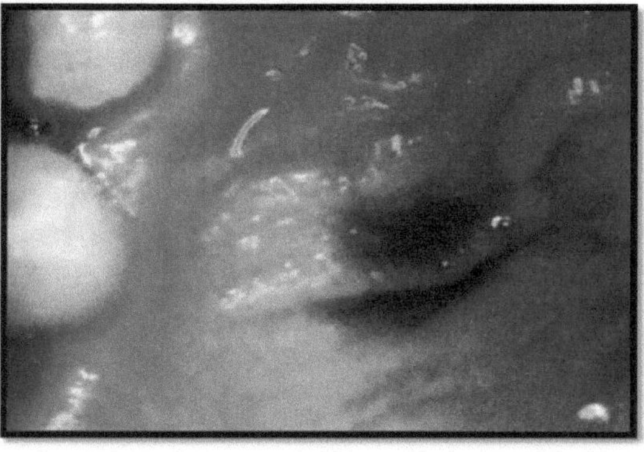

Lesão pigmentada macular do palato duro

HISTOPATOLOGICAMENTE [16,22]

- Proliferação benigna não encapsulada de pequenas células ovóides
- Quantidade moderada de citoplasma eosinofílico com limites celulares indistintos
- Falta de células dendríticas
- As células do nevo podem tender a organizar-se em pequenos agregados redondos *[theques]*

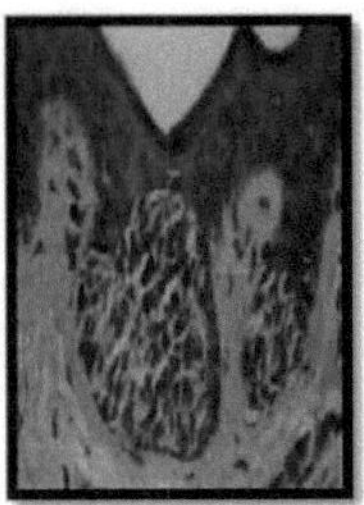

Nevo juncional

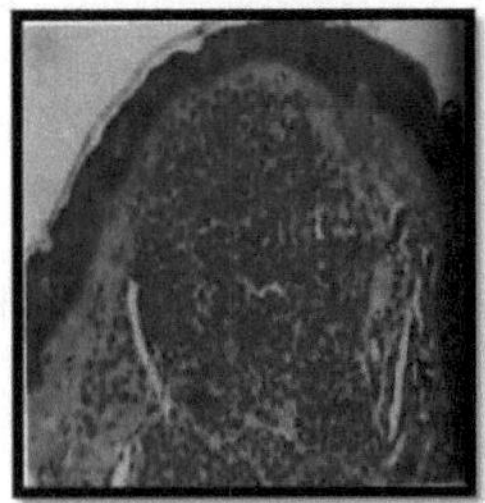

Nevo intradérmico

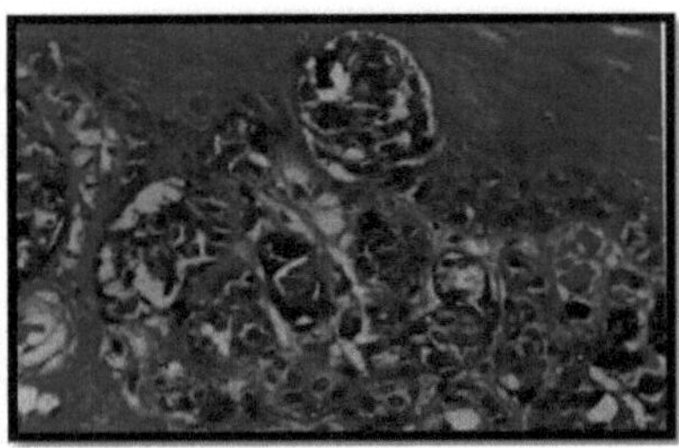

Nevo composto

DIAGNÓSTICO DIFERENCIAL [10,11,12]

> Mácula melanótica

> Melanoma

> Tatuagem de amálgama

TRATAMENTO [12]

Excisão simples da lesão.

NEVUS AZUL [MELANOCITOMA DÉRMICO/NEVUS DE JADASSOHN-TIECHE]

Trata-se de uma proliferação benigna pouco frequente de melanócitos dérmicos, normalmente no interior do tecido conjuntivo subepitelial. [10,11,13,33]

Dois tipos:

> Nevo azul comum
> Nevo azul celular

Efeito Tyndall

Está relacionada com a interação da luz com partículas numa suspensão coloidal. No caso do nevo azul, as partículas de melanina encontram-se profundamente à superfície, pelo que a luz reflectida tem de atravessar o tecido subjacente. As cores com comprimentos de onda longos tendem a ser mais absorvidas pelos tecidos; a luz azul de comprimento de onda mais curto tem maior probabilidade de ser reflectida para os olhos do observador.[33]

CARACTERÍSTICAS CLÍNICAS [11,13]

- A lesão é observada no dorso das mãos e dos pés, no couro cabeludo e na face
- Normalmente em crianças e jovens adultos
- As mulheres são mais comuns
- Lesão em forma de cúpula macular
- Azul/azul-castanho
- <1cm de diâmetro

MANIFESTAÇÕES ORAIS:-

- Ocorrem maioritariamente no palato

- Lesão em forma de cúpula macular
- Cor azul/azul-castanho
- Diâmetro inferior a 1cmm

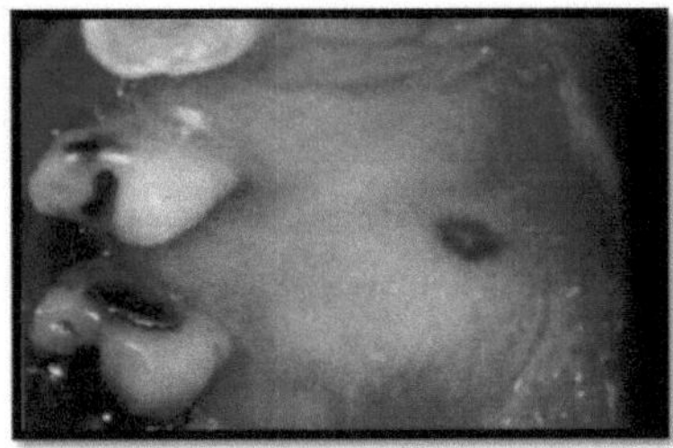

Mácula azul-escura bem circunscrita presente no palato

HISTOPATOLOGICAMENTE [16,22]

- Consiste numa coleção de melanócitos alongados e delgados e extensões de dendrite ramificadas
- Numerosos glóbulos de melanina
- As células estão presentes profundamente na lâmina própria e geralmente se alinham paralelamente à superfície epitélio

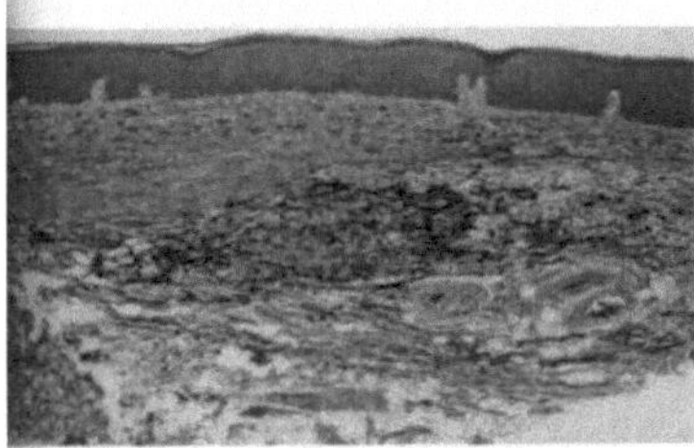

Melanócitos localizados profundamente na lâmina própria

TRATAMENTO

Excisão cirúrgica da lesão, se necessário.

MELANOMA MALIGNO

Trata-se de uma neoplasia maligna de origem melanocítica que surge a partir de uma lesão melanocítica benigna dos melanócitos de uma pele ou mucosa normal. O melanoma, uma neoplasia dos melanócitos, representa um dos cancros mais perigosos para a vida.[10,11,20,34]

Sistemas de classificação utilizados para medir a profundidade de invasão no melanoma cutâneo:-

Clark's definition of level of invasion	*Clark's classification*	*Breslow's depth of invasion*
Cell confined to epithelium	*Level -1*	*N/A*
Cells penetrating papillary dermis	*Level-2*	*0.00 to 0.75mm*
Cells filling papillary dermis	*level-3*	*0.76 to 1.69mm*
Cells extending into reticular dermis	*Level-4*	*1.70 to 3.59mm*

FACTORES DE RISCO [10,34]

- Grande número de moles típicos
- Toupeiras atípicas
- História familiar de melanoma
- Melanoma anterior
- Histórico de queimaduras solares repetidas e com bolhas
- Incapacidade de bronzear
- Cabelo claro e olhos azuis

CARACTERÍSTICAS CLÍNICAS [10,22]

- *Foram descritos 4 tipos histopatológicos de melanoma:*
  - > *Disseminação superficial*
  - > *Nodular*
  - > *Lentigo*
  - > *Lentoginoso acral*

MELANOMA DE DISSEMINAÇÃO SUPERFICIAL

- Mais comuns
- Zona intrascapular nos machos e parte posterior das pernas nas fêmeas
- Presente como uma mácula

- Castanho/cinzento/preto

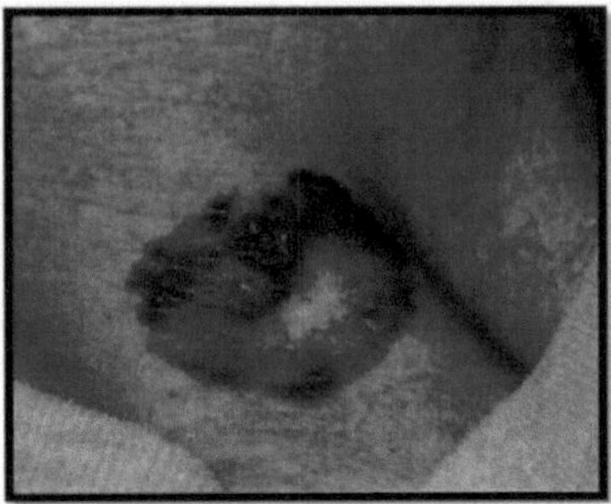

Mácula castanho-escura presente na pele

MELANOMA NODULAR

- Está presente em 15% dos casos
- Na região da cabeça e do pescoço
- Ter um aspeto nodular

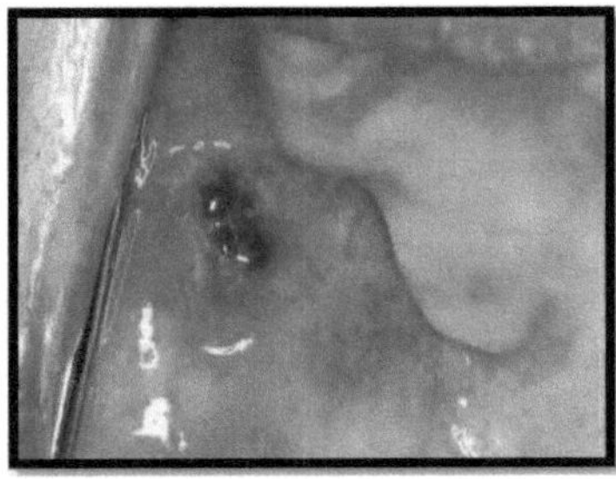

Melanoma nodular presente na mucosa

LENTIGO MALIGNO MELANOMA

- Ocorre em 5% a 10% dos casos
- Ocorre na superfície exposta ao sol, geralmente na região média da face
- Mácula grande de expansão lenta
- Cor castanha/preta

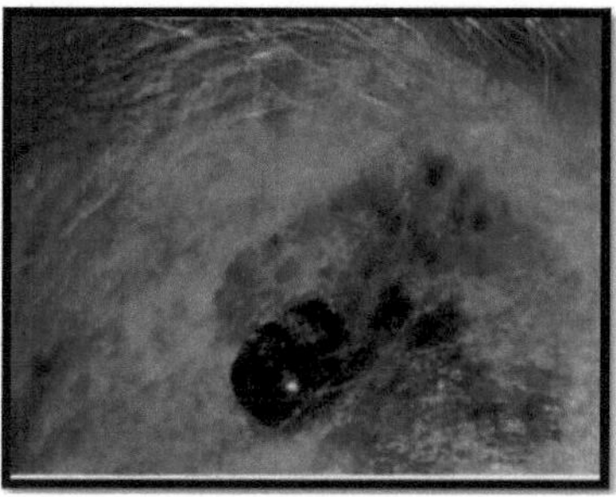

Mácula negra de grandes dimensões presente na pele

<u>MELANOMA LENTIGINOSO ACRAL: -</u>

- Melanoma mais comum em negros.
- Presente nas palmas das mãos, plantas dos pés, área subungueala
- São observadas margens irregulares da mácula

MELANOMA ORAL [10,22]

- A lesão inicial pode ser plana
- Lesão macular com bordos irregulares
- Cor castanha a preta
- De natureza focal/difusa
- Gengiva labial anterior, palato duro

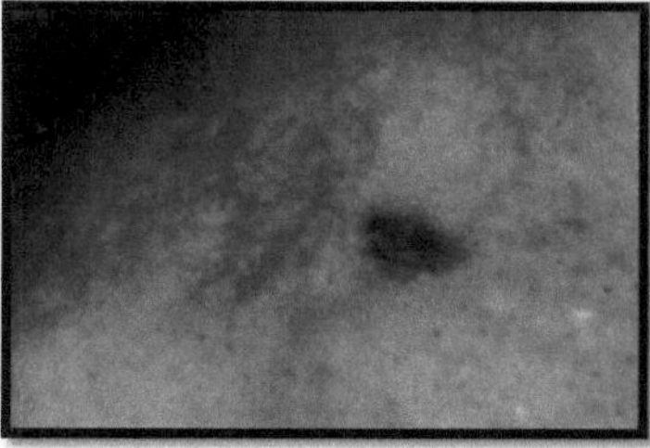

Mácula negra presente no palato duro

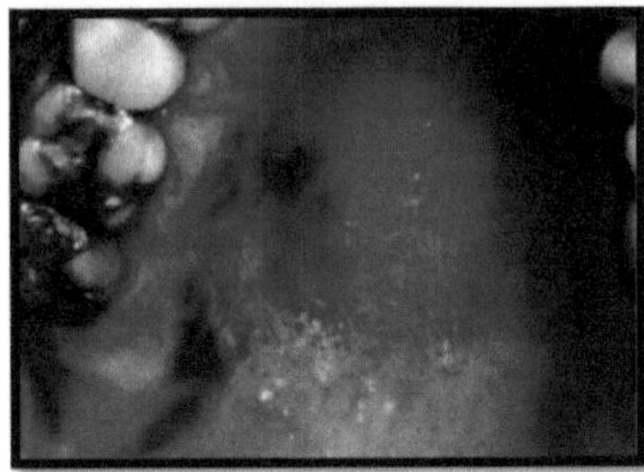

Grande mácula negra presente no palato duro

HISTOPATOLOGICAMENTE [10,16,22]

- Os melanócitos atípicos são observados na junção do tecido epitelial e do tecido conjuntivo
- Os ninhos posteriores destas células surgem na camada de células basais

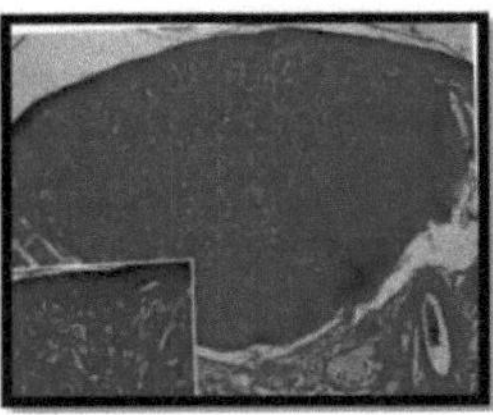

Melanoma nodular

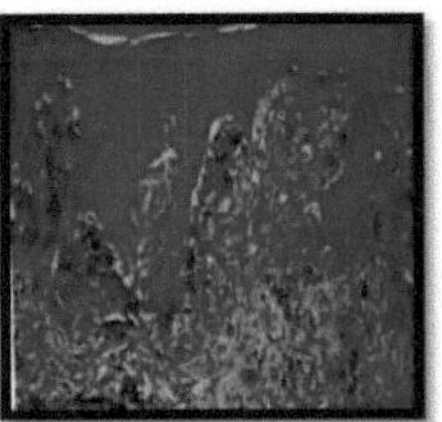

Melanoma lentiginoso acral

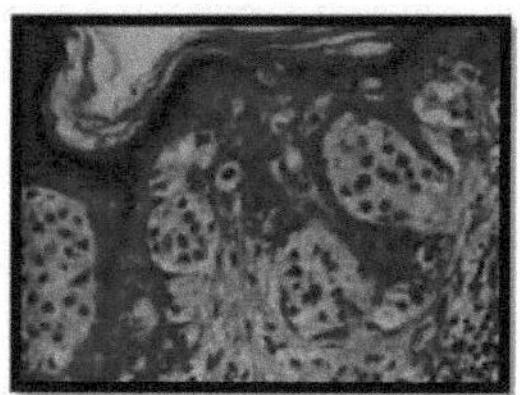

Melanoma de disseminação superficial

DIAGNÓSTICO DIFERENCIAL [10,20]

> Nevo
> Mácula melanótica
> Tatuagem de amálgama

TRATAMENTO [10,34]

- Excisão cirúrgica

  - A radioterapia é administrada especialmente nas fases iniciais do Melanoma utilizando um acelerador linear de 15MeV. Normalmente, é administrada uma dose de 62 a 68 Gy.
  - A quimioterapia pode ser induzida utilizando:Daccarbazina - DTIC & INF α-2b Protocolo DAV5 D- Dimetiltriazeno-Imidazol- Carboxamida A- ACNU (Cloridrato de Nimustina) V - VCR (Vincristina).
  - Imunoterapia" que inclui o OK 432 e o interferão α-2. OK 432.

<u>MELANOSE INDUZIDA POR MEDICAMENTOS</u> 1,[310] ,1 ,[2]

Vários medicamentos podem causar pigmentação da mucosa oral. A patogénese da pigmentação induzida por medicamentos varia, dependendo do fármaco causador. Pode envolver acumulação de melanina, depósitos do fármaco ou de um dos seus metabolitos, síntese de pigmentos sob a influência do fármaco ou deposição de ferro após lesão dos vasos dérmicos.[5] . Vários fármacos podem causar pigmentação da mucosa oral: -[Quadro-1]

Drug name	➢ Antimalarials ➢ Quinidine ➢ Zidovudine ➢ Minocycline ➢ Tetracycline ➢ Oral contraceptives ➢ Ketoconazole

Quadro 1

MANIFESTAÇÕES ORAIS [22]

A lesão pode ser grande, mas localizada, e geralmente apresenta-se no palato duro. A lesão pode ser multifocal em toda a mucosa e tem um aspeto plano

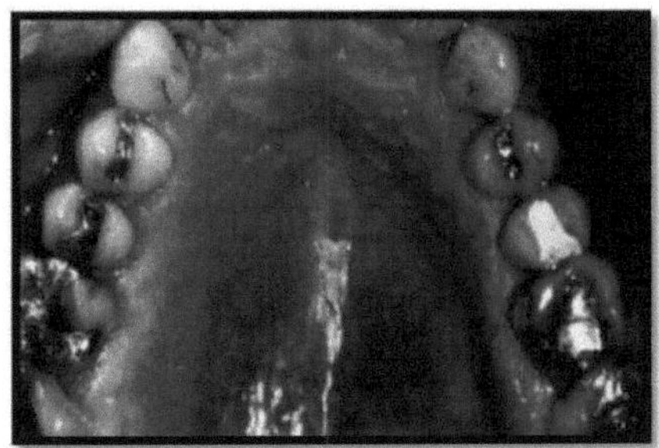

Pigmentação negra no palato duro

MICROSCOPICAMENTE [10,22]

- Melanose basilar sem proliferação melanocítica está presente
- A incontinência de melanina também está presente

CHLOASMA

O cloasma é uma hipermelanose necessária das áreas expostas ao sol e pode afetar 50-70% das mulheres grávidas. Apresenta-se como máculas hiperpigmentadas simétricas, que podem ser confluentes ou pontuais. As localizações mais comuns são as maçãs do rosto, o lábio superior, o queixo e a testa. O cloasma é um termo sinónimo por vezes utilizado para descrever a ocorrência de melasma durante a gravidez. O cloasma deriva da palavra grega *chloazein,* que significa ser verde. Ocorre em doentes com contraceptivos orais.[10,22,35]

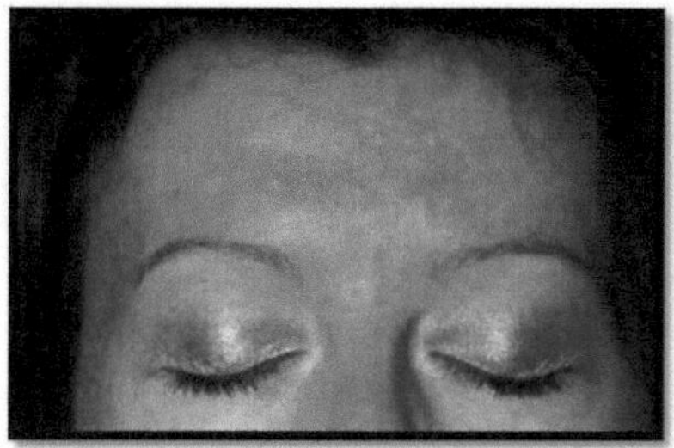

Cloasma da testa em mulher

MELASMA

O melasma manifesta-se como máculas castanho-amareladas simétricas e irregulares no rosto.1 Embora se observe predominantemente nas áreas malares da bochecha, também pode aparecer na testa e no queixo. A exposição à radiação ultravioleta (UV), a suscetibilidade genética e o desequilíbrio hormonal são considerados os seus factores etiológicos. Máscara da gravidez, ocorre no 3rd trimestre.[10,22,35,36]

CARACTERÍSTICAS CLÍNICAS

> As regiões periorbital e perioral estão envolvidas
> Lesão macular castanha difusa

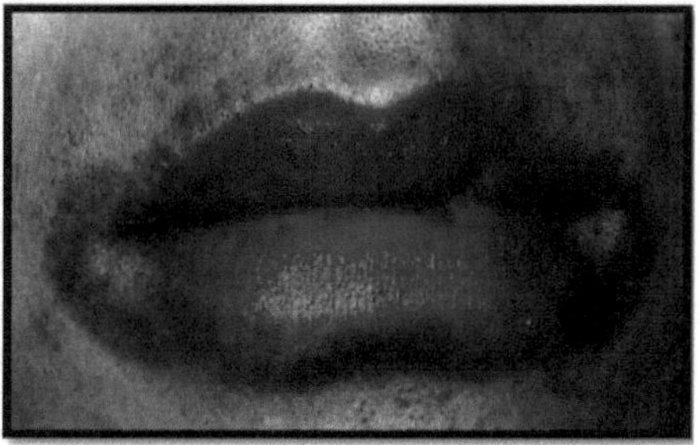

Lesão da zona perioral

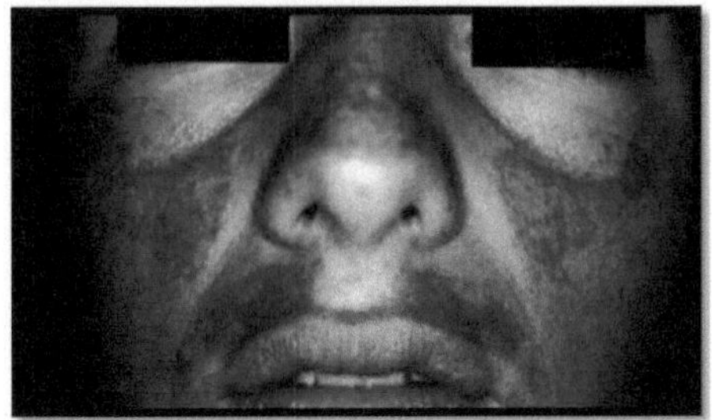

Melasma da pele

PIGMENTAÇÃO FISIOLÓGICA

A pigmentação fisiológica ocorre maioritariamente em negros, asiáticos e caucasianos de pele escura. Melanose difusa da gengiva facial, também na gengiva lingual e na língua. Estão presentes máculas castanhas múltiplas/reticuladas.[2,3,5,10,12,37]

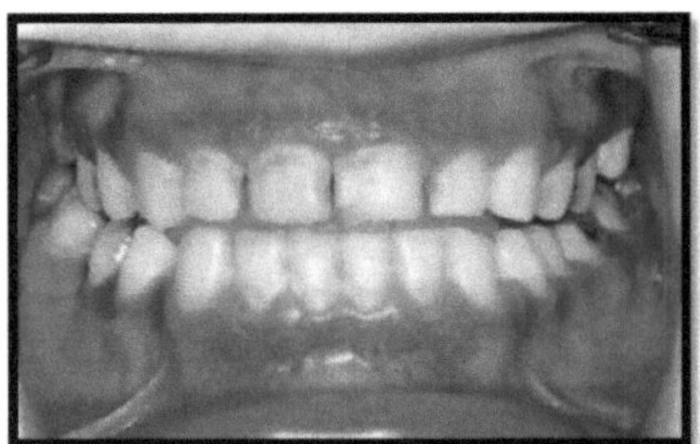

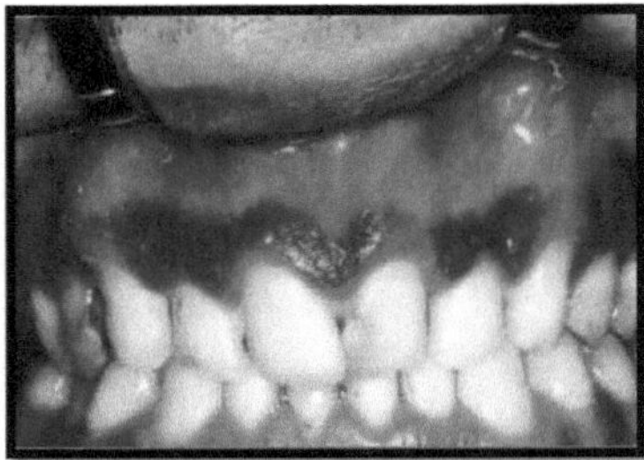

Pigmentação fisiológica da gengiva

PIGMENTAÇÃO CAFÉ COM LEITE , , , , [23103843839]

- Estão presentes lesões pigmentadas maculares multifocais difusas bronzeadas e bronzeadas
- A mácula pode ter vários cm de largura
- Estão presentes no rosto, pescoço
- Ocasionalmente presente na mucosa oral
- Doença associada :-
  - > Neurofibromatose
  - > Síndrome de McCune Albright
  - > Displasia fibrosa

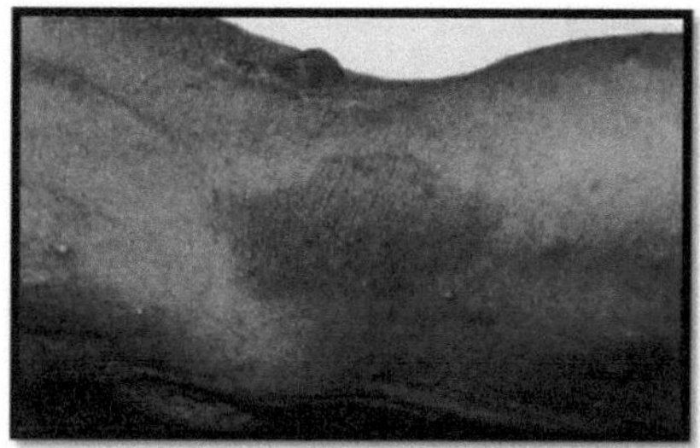

Pigmentação na neurofibromatose

MELANOSE DO FUMADOR

A melanose do fumador é uma pigmentação focal benigna da mucosa oral. Tende a aumentar significativamente com o consumo de tabaco. Os fumadores de tabaco têm significativamente mais superfícies orais pigmentadas do que os não fumadores.[3,5,10,37]

MANIFESTAÇÕES ORAIS:-

- As lesões são castanhas, planas e irregulares
- Algumas lesões têm mesmo uma configuração geográfica ou mapeada
- Presente na mucosa bucal, lateral da língua, palato e assoalho da boca
- As máculas têm 0,5 a 1 cm de diâmetro

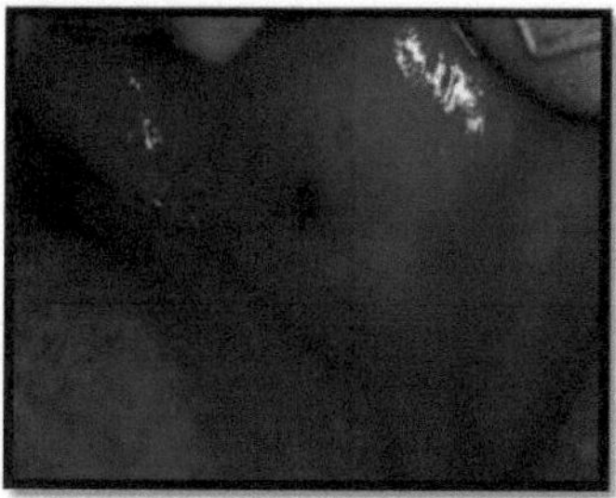

Pigmentação negra da melanose dos fumadores

HISTOLOGICAMENTE

> Melanose basilar com incontinência de melanina

SÍNDROME DE PEUTZ -JEGHERS

A síndrome de Peutz-Jeghers (polipose intestinal) é uma doença genética caracterizada por pigmentação mucocutânea e hamartomas do intestino[2,5]

CARACTERÍSTICAS CLÍNICAS:-

- Múltiplas, focais, máculas castanhas melanóticas estão concentradas nos lábios
- A pele do rosto está menos envolvida
- Também nos dedos e nas mãos
- As máculas têm geralmente <0,5 cm de diâmetro
- A língua anterior, a mucosa bucal e a superfície mucosa da língua estão envolvidas

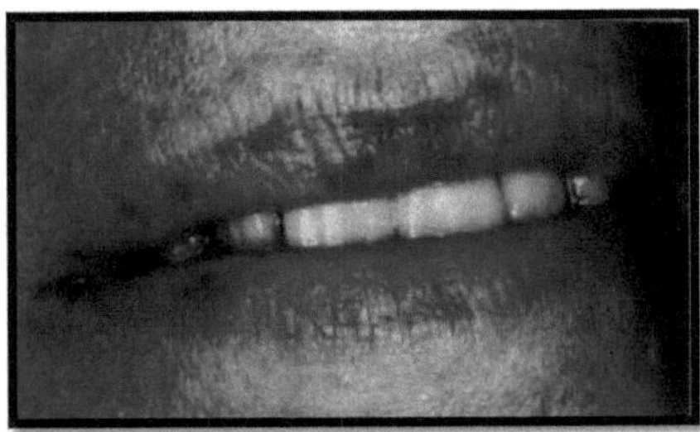

Múltiplas máculas focais presentes na região dos lábios

HISTOLOGICAMENTE

- Melanogénese basilar sem proliferação melanocítica

TRATAMENTO

- Normalmente, não é necessário qualquer tratamento nestes casos.

PIGMENTAÇÃO ENDOCRINOPÁTICA '4

- O bronzeamento da pele e a melanose irregular da mucosa oral são sinais da doença de Addison e da síndrome de Cushing de base hipofisária.
- A pele pode parecer bronzeada
- A gengiva, o palato e a mucosa bucal podem parecer manchados

TRATAMENTO

> O pigmento desaparecerá quando for iniciada uma terapia adequada para o problema endócrino.

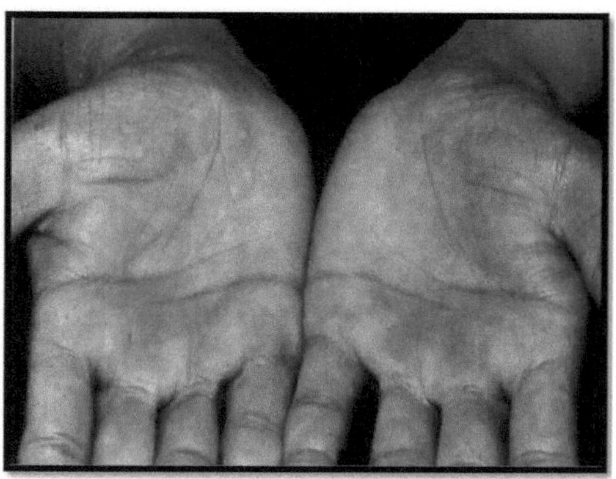

Bronzeamento da superfície palmar da mão

MELANOSE ORAL DO VIH

Em doentes infectados com o vírus da imunodeficiência humana (VIH), foi relatada hiperpigmentação progressiva da pele, mucosa oral, unhas das mãos e dos pés relacionada com deficiência adrenocortical primária e com a terapêutica com zidovudina (azidotimidina).[2]

CARACTERÍSTICAS CLÍNICAS:-

- Hiperpigmentação da pele, unhas.
- Lesão macular pigmentada castanha difusa e multifocal
- A mucosa bucal é a mais frequentemente afetada
- Outros locais são a gengiva, o palato e a língua

MELANOACANTOMA ORAL:-[MELANOACANTOSE]

Trata-se de uma pigmentação adquirida da mucosa oral, benigna e pouco frequente, caracterizada por melanócitos dentríticos dispersos pelo epitélio.[5] No entanto, trata-se de uma patologia inócua, frequentemente autolimitada e que pode resolver-se espontaneamente, com ou sem intervenção cirúrgica. Um traumatismo regional agudo ou uma história de irritação crónica podem preceder o desenvolvimento da lesão.[7,40]

CARACTERÍSTICAS CLÍNICAS

- Mais comum em negros
- As mulheres são mais frequentemente afectadas
- Ocorre geralmente na 3rd e 4th década de vida

MENIFESTAÇÕES ORAIS

- O local mais comum é a mucosa bucal
- A lesão é lisa, plana
- A cor é castanho escuro a preto

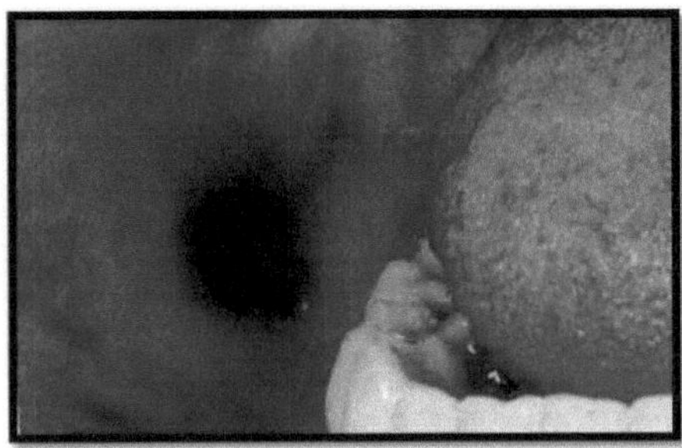

Mácula pigmentada lisa da mucosa bucal

HISTOLOGICAMENTE [22]

- Numerosos melanócitos dentríticos benignos espalhados pelo epitélio
- Os melanócitos da camada basal das células também estão aumentados em número
- Também se observa uma acantose ligeira
- Os eosinófilos também são observados no tecido conjuntivo

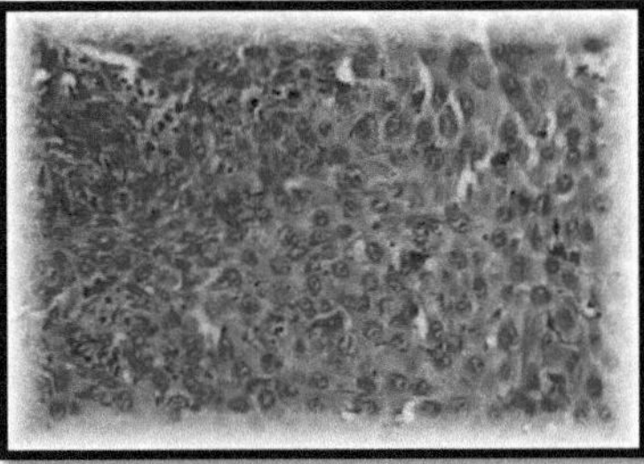

Melanócitos dentríticos histologicamente dispersos no epitélio

CAPÍTULO 7

[C] LESÕES ASSOCIADAS AO HEME CASTANHO

ECQUIMOSE

A equimose traumática é comum nos lábios e na face, mas é pouco frequente na mucosa oral. Imediatamente após o evento traumático, o extravasamento de eritrócitos para a submucosa aparecerá como uma mácula vermelha brilhante ou como um inchaço, caso se forme um hematoma. A lesão assumirá uma coloração castanha dentro de alguns dias, depois de a hemoglobina ser degradada em hemossiderina.[40]

CARACTERÍSTICAS CLÍNICAS

- O local mais comum é o lábio e o rosto
- A mucosa oral é geralmente pouco frequente
- Pode estar presente na mucosa oral devido a trauma
- Cor vermelha a castanha
- Aspeto macular

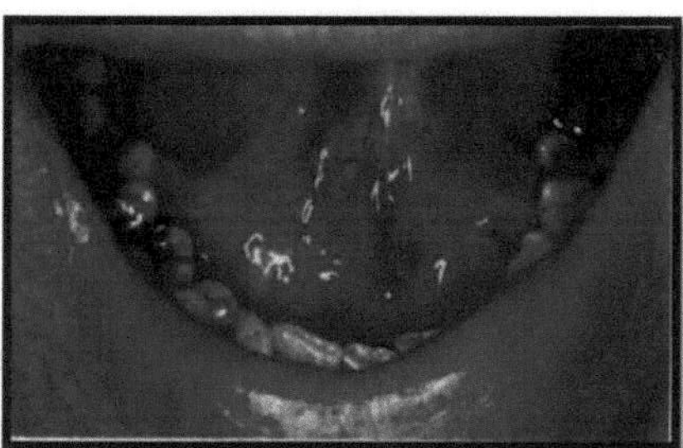

Equimose do pavimento da boca após traumatismo

PETECHIAE

As hemorragias capilares aparecem inicialmente vermelhas e tornam-se castanhas em poucos dias, quando os glóbulos vermelhos extravasados são lisados e degradados em hemossiderina.[40]

CARACTERÍSTICAS CLÍNICAS

- Pequenas manchas purpúricas
- Pode ocorrer na pele e na mucosa oral, sendo o palato mole o mais frequentemente envolvido

- Pode ser de cor vermelha ou castanha

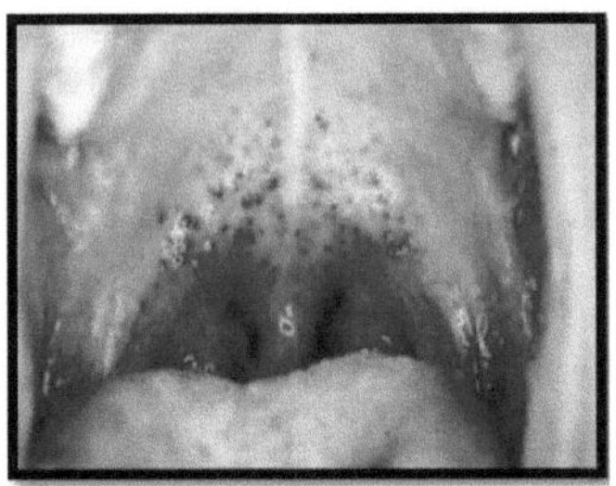

Mancha de petéquia do palato

HEMOCROMATOSE [DIABETES DE BRONZE]

Trata-se de uma doença hereditária recessiva. Nesta doença, o excesso de ferro depositado no organismo resulta numa eventual escelorose e disfunção dos órgãos dos tecidos envolvidos.[1,2,5]

CARACTERÍSTICAS CLÍNICAS

- Mais comum em homens
- Os órgãos mais frequentemente envolvidos são o fígado, as glândulas endócrinas [supra-renais e pâncreas]
- Outras caraterísticas podem ser:
- Porfiria
- Cirrose
- Derivação pós-caval

MENIFESTAÇÕES ORAIS

- Cor castanha a cinzenta
- Mácula difusa
- Pode ocorrer no palato e na gengiva

TRATAMENTO

- O diagnóstico pode ser confirmado por biópsia com coloração azul da prússia
- É necessário um tratamento médico

CAPÍTULO 8

[D] PIGMENTAÇÃO CINZENTA/PRETA

TATUAGEM DE AMÁLGAMA

As pigmentações de amálgama, geralmente designadas por tatuagem de amálgama, são uma das causas mais comuns de pigmentação intra-oral,[5] As obturações de amálgama são constituídas por uma mistura de várias partículas metálicas, especialmente mercúrio, prata e estanho.[1] Trata-se de uma lesão pigmentada clinicamente evidente.[1,10,40]

ETIOLOGIA

- Broca de dentista carregada com pequenas partículas de amálgama
- Introduz trautmaticamente manchas metálicas
- No momento da extração de múltiplos dentes
- As partículas de metal podem passar despercebidas no alvéolo de extração

MENIFESTAÇÕES ORAIS [10,22,40]

- Pigmentação solitária ou focal da mucosa oral
- A lesão pode aparecer como uma mácula
- De cor gay azulada ou preta
- Mais frequentemente na mucosa bucal, gengiva e palato

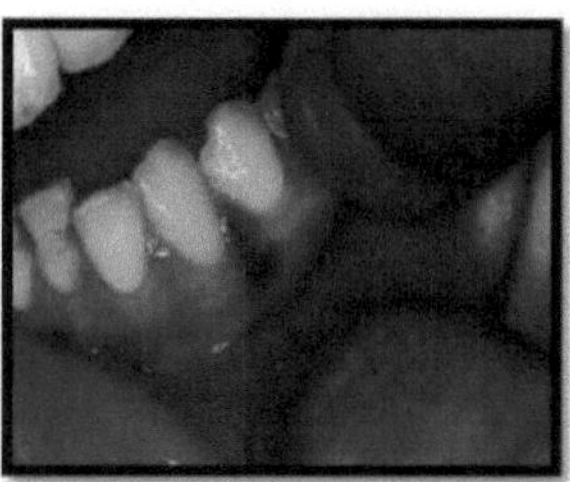

Mácula focal de tatuagem de amálgama na gengiva bucal

RADIOGRAFICAMENTE [13,22]

- Os fragmentos metálicos apareceram como densamente radiopacos, variando de vários mm a um ponto em tamanho.

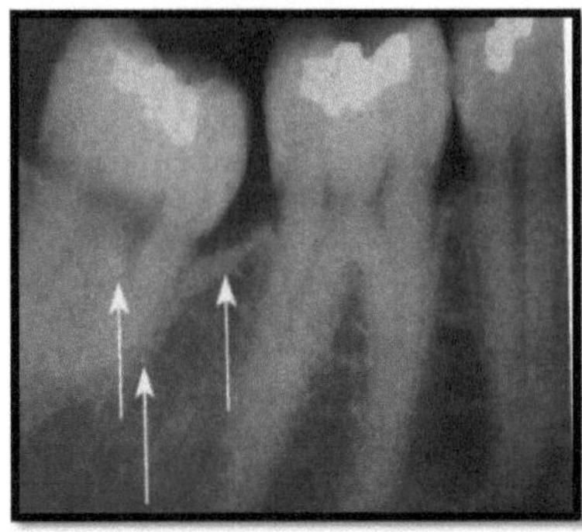

Fragmento metálico radiopaco presente na região interdental

HISTOLOGICAMENTE [22]

- Pontilhado granular castanho fino de fibras de retículo à volta da parede do vaso.

de partículas metálicas pretas são testemunhadas

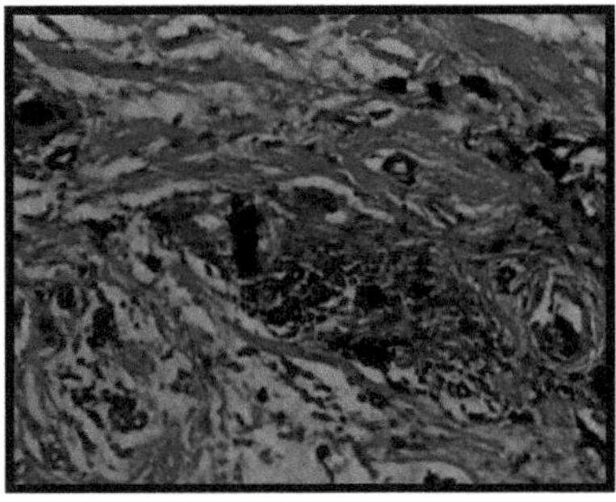

Fotografia microscópica mostra um pedaço de partículas metálicas pretas

DIAGNÓSTICO DIFERENCIAL

> Melanoma

> Nevo

TRATAMENTO

- A remoção não é necessária

TATUAGEM DE GRAFITE

Esta lesão ocorre principalmente em crianças, devido ao hábito de meterem lápis na boca. Os fragmentos do lápis partem-se no palato, o carbono permanece inserido e é visto como uma membrana mucosa escura.[1,10]

ETIOLOGIA

- Implantação traumática de um lápis de chumbo
- Mais comum no palato
- A lesão é macular
- A lesão pode ser focal
- Cor cinzenta ou preta

LÍNGUA CABELUDA

Língua pilosa observada no terço posterior e no terço médio da superfície do dorso da língua, as papilas são alongadas e têm a aparência de pêlos. As papilas hiperplásicas são pigmentadas de cor castanha.[1,10,11,22]

ETIOLOGIA

- Condição relativamente comum de etiologia desconhecida
- A lesão envolve o dorso da língua principalmente no terço médio e posterior.
- As crianças raramente são afectadas
- As papilas da língua tornam-se alongadas
- De verde a castanho a preto

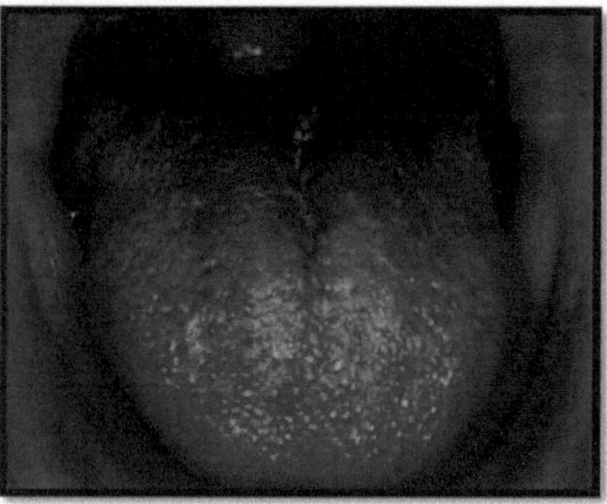

Pêlos grosseiros presentes no dorso médio da língua

HISTOLOGICAMENTE [22]

As papilas filliformes são extremamente alongadas e hiperplásicas com queratose, sendo também observadas colónias microbianas basofílicas

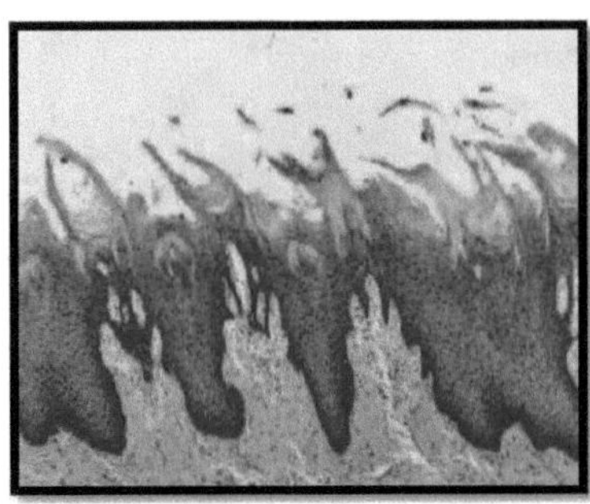

Histologicamente Observam-se papilas filliformes alongadas

TRATAMENTO

Aconselhar o doente a escovar a língua e a evitar chá e café durante algumas semanas

PIGMENTAÇÃO POR METAIS PESADOS

A ingestão ou a exposição a qualquer um dos vários metais pesados pode causar anomalias sistémicas e orais significativas. A exposição a metais pesados pode ser maciça, resultando em reacções agudas, ou pode ser mínima durante um período mais longo, produzindo alterações crónicas. As alterações orais podem ser produzidas pela ingestão dos seguintes metais [10,16,22,40]

> Chumbo
> Mercúrio
> Prata
> Bisthmuth
> Arsénio
> Ouro

LÍDER:

- O envenenamento por chumbo [plumbismo] ocorre principalmente como um risco ocupacional ETIOLOGIA:-

- Inalação de vapor ou poeira de chumbo
- Mastigar madeira pintada com tinta contendo chumbo[na criança]
- Aumento dos níveis ambientais de chumbo

CARACTERÍSTICAS CLÍNICAS:-

- Distúrbios graves do TGI
- Náuseas/vómitos

- Prisão de ventre/dor cólica
- Neurite periférica [caracterizada por queda do pulso ou do pé]
- Anemia hipocrómica
- Alterações do esqueleto

MANIFESTAÇÕES ORAIS

- Caracterizar a "linha de chumbo" é formado
- A gengiva apresenta uma linha cinzenta ou preto-azulada
- Natureza mais difusa
- A estomatite ulcerosa também pode ser observada
- Pode estar presente um sabor metálico

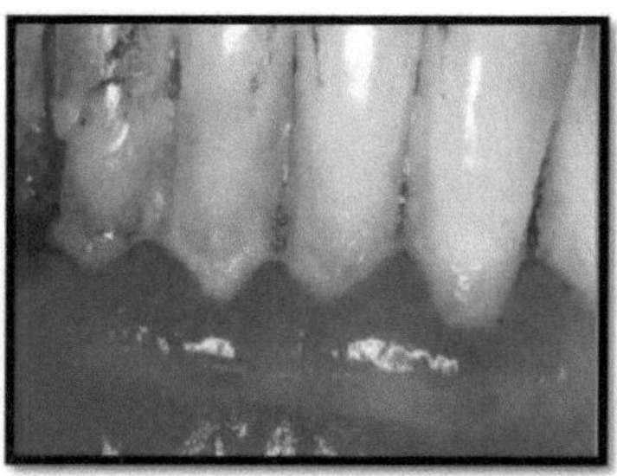

Observa-se gengiva inflamada

TRATAMENTO

- O tratamento da lesão oral pode ser feito secundariamente ao tratamento sistémico.

MERCÚRIO

O envenenamento por mercúrio pode ser agudo ou crónico.

CARACTERÍSTICAS CLÍNICAS

- Perturbações gástricas
- Diarreia
- Excitabilidade
- Insónia/dor de cabeça
- Depressão mental

- Tremores finos dos dedos e dos membros, bem como dos lábios e da língua
- Dermatite descamativa

MENIFESTAÇÕES ORAIS

- Aumento do fluxo de saliva
- Sabor metálico
- Pode ser observado inchaço da gengiva
- Pode ser observada uma coloração cinzenta a preta da mucosa
- Perda de dentes

ACRODINIA [DOENÇA DA ROSA, DOENÇA DE SWIFT]

Exposição crónica ao mercúrio em bebés e crianças.

ETIOLOGIA

- Dentição em pó
- Pomada de mercúrio amoniado
- Calomel loção
- Desinfetante à base de bicloreto de mercúrio

CARACTERÍSTICAS CLÍNICAS

- Em bebés pequenos
- A pele das mãos/pés/nariz/orelhas fica vermelha ou cor-de-rosa e tem uma sensação de frio e pegajosa
- Irritabilidade extrema
- Fotofobia
- Fraqueza muscular
- Taquicardia
- Hipertensão
- Insónia
- Perturbação GIT
- Estomatite

MANIFESTAÇÕES ORAIS

- Salivação profusa
- A gengiva torna-se sensível e dolorosa
- Descamação prematura dos dentes

TRATAMENTO

- Interrupção de uma eventual exposição
- Administração de BAL

PRATA [ARGIRIA]

- Depósitos subepiteliais na pele
- Observa-se uma descoloração difusa preto-acinzentada
- As escleróticas e as unhas podem ser afectadas
- Na mucosa oral, observam-se linhas azuis-ardósia ao longo da margem gengival

BISMUTH

Utilizado sobretudo no tratamento de doenças dermatológicas.

MANIFESTAÇÕES ORAIS

- Ocorre normalmente na mucosa bucal e na gengiva
- Observa-se uma "linha de bismuto" caraterística, fina e azul-preta ao longo da gengiva marginal
- Pode ser visto nos lábios, superfície ventral da língua

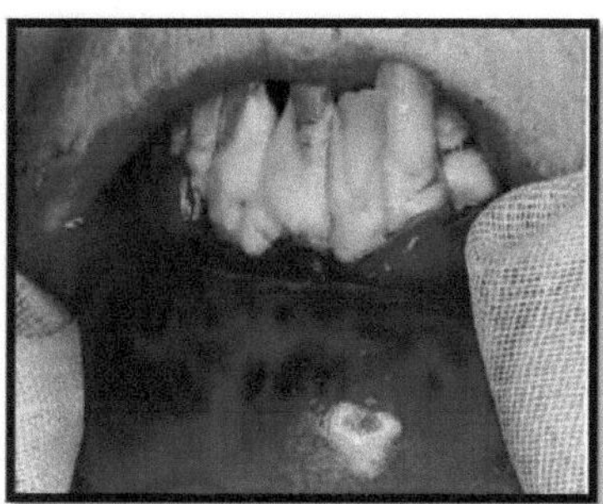

Presença de pigmento azul-preto na gengiva

HISTOLOGICAMENTE

- São observadas pequenas colecções irregulares de pigmentos pretos
- O pigmento pode estar presente nas células endoteliais

TRATAMENTO

- Nenhum tratamento específico
- Se a fonte for descontínua, as linhas desaparecerão.

ARSENIC

- O arsénico era utilizado para tratar muitas doenças.
- A exposição crónica pode ser observada através da ingestão de água contaminada.
- Hiperpigmentação macular difusa
- Hiperqueratose de Palmer e de plantador
- Pode ser observada salivação excessiva
- Em alguns casos, podem ser observadas áreas dolorosas de estomatite ulcerosa necrosante

CONCLUSÃO

A pigmentação é definida como o processo de deposição de pigmentos nos tecidos. Várias doenças podem levar a colorações variadas na mucosa. Pode resultar de factores intrínsecos e extrínsecos e pode ser fisiológica ou patológica. O diagnóstico de lesões pigmentadas da cavidade oral e dos tecidos periorais é um desafio. Apesar de a epidemiologia poder ajudar a orientar o clínico e apesar de algumas lesões poderem ser diagnosticadas com confiança apenas com base na clínica, o diagnóstico definitivo requer normalmente uma avaliação histopatológica. O dentista deve estar ciente das várias lesões para ajudar no plano de tratamento adequado.

BIBILOGRAFIA

1. Shabeenataj S, Lakshmi Priya. Pigmentação da Mucosa Oral: Uma Revisão. Revista Internacional de Investigação Farmacêutica 2014;6(4):1256-1258.
2. Cleck Y,Ertas O.The Normal and Pathological Pigmentation of Oral Mucous Membrane: Uma revisão. O Jornal de Prática Dentária Contemporânea 2003; 4(3):1-9.
3. Kaur H, Jain S, Mahajan G, Saxena D. Pigmentação oral. Revista Internacional de Medicina Dentária e Investigação Avançada 2015; 1:1-7.
4. Vijayaalakshmi L.G. Medicamentos que induzem a pigmentação oro-facial - uma breve revisão. J Pharm Sci & Res 2015; 7(7):458-460.
5. Kauzman A, Pavone M, Blanas N, Bradley G. Pigmented Lesions of the Oral Cavity: Revisão, Diagnóstico Diferencial e Apresentação de Casos. J Can Dent Assoc 2004;70(10):682-3.
6. Sasireka K, Sivakumar V, Kurian B, Jose A. Lesões pigmentadas da cavidade oral - revisão e diagnóstico diferencial. Chettinad Health City Medical Journal 2014; 2(2): 48 - 51.
7. Alawi F. Lesões pigmentadas da cavidade oral: An Update.Dent Clin North Am 2013;57(4): 699-710.
8. Sajjan P,Laxminarayan N,Kar PP,Sajjanar M. Chlorhexidine as antimicrobial agent in Dentistry - A Review. Oral Health Dent Manag 2016; 15(2): 93-100.
9. Banerjee S et al. Efeito citotóxico do colutório de gluconato de clorexidina - um ensaio de micronúcleos. Revista Internacional de Ciências Dentárias Aplicadas 2017; 3(3): 82-85.
10. Malcolm A.LChapter 4,Pigmentation of the oral tissues,Burket's Oral medicine Diagnosis and Treatment 9th ed,Lippincott Raven Publishers,1998:121-134 .
11. Silverman S,Eversol L.R,Truelove E.L. Chapter 22,Pigmentation of the oral mucosa and facial skin,Essentials of Oral Medicine.B C Decker,2001:218-227.
12. German A.A,Altuna I.K.Pigmentação oral.Journal of Pigmentary Disorders 2016;3(1):1-4.
13. Wood N.K, Goaz P.W.Chapter 12,Intra oral Brownish,Bluish or Black Conditions, Wood &Goaz Differential diagnosis of oral and maxillofacial lesions 5th ed,Mosby Year Book Inc,1998:182-208.
14. Gondak R.O,Silva-Jorge R,Jorge J,Lopes M.A,Vargas P.A.Lesões pigmentadas orais: Caraterísticas clinicopatológicas e revisão da literatura. Med Oral Patol Oral Cir Bucal 2012; 1;17 (6):919-24.
15. Sreeja C, Ramakrishnan K, Vijayalakshmi D, Devi M, Aesha I,Vijayabanu B.Oral pigmentation: A review. J Pharm Bioallied Sci. 2015;7(2): S403-S408.

16. Shafer.A textbook of Oral pathology 4th ed,Sunders Company,1993.
17. Drore Eisen. Disorders of Pigmentation in the Oral Cavity (Distúrbios de Pigmentação na Cavidade Oral). Clin Dermatol. 2000;18(5):579-87.
18. Raj V,Kumari V, Mohan S.C, Geetha S. Gestão do hemangioma capilar na cavidade oral de uma paciente grávida: Um relato de caso raro.Journal of Scintific Dentistry 2016;6(2):42-45.
19. Chung S.H et al. Tratamento bem-sucedido e seguro de hemangioma com propranolol oral numa única instituição. Korean J Pediatr 2012;55(5):164-170.
20. Ghom A.G. Chapter 20,Oral Pigmentation,Ghom's Textbook of Oral Medicine 2nd ed,Jaypee Brothers Medical Publishers (P) Ltd,2010:489-515.
21. Richter G.T, Friedman A.B. Hemangiomas e Malformações Vasculares: Teoria e Gestão Actuais. Jornal Internacional de Pediatria 2012:1-10.
22. Neville B.W. Chapter 8,Physicial & Chemical injuries,Neville Oral & Maxillofacial Pathology ,Saunders An Imprint of Elsevier,2002:269-284.
23. Sarachev E,Mateeva G. ANGIOSARCOMA DA CAVIDADE ORAL.Journal of IMAB 2006;12(2):33-34.
24. Terada T. Angiossarcoma da Cavidade Oral. Head and Neck Pathol 2011; 5:6770.
25. Fomete B, Samaila M, Edaigbini M, Agbara R, OkekeU.A. Angiossarcoma primário dos tecidos moles orais da bochecha: relato de caso e revisão da literatura. J Korean Assoc Oral Maxillofac Surg 2015;41:273-277.
26. Miglari D,Vieira RR,Nakajina EK,Azecedo LH.Sucesso no tratamento de varizes venosas labiais e orais por fotocoagulação com laser Nd:YAG.The Journal Of Contemporary Dental Practics 2015;16(9):723-726.
27. Demirel1 B.G,Koca1 R,Tekin1 N.S,Erdem D. Is Caviar Disease (Sublingual Varices) Associated with Trauma? OHDM 2016;15(2) :87-88.
28. Di Cosola M et al. Síndrome de Rendu-Osler-Weber ou Telangiectasia Hemorrágica Hereditária (HHT): Relato de dois casos e revisão da literatura. *Av. Odontoestomatol* 2005; 21-6: 305-310.
29. Ballini A,Cantore S,Desiate A Telangiectasia hemorrágica hereditária: uma doença genética com manifestações orais Int J Experiment Dent Sci 2014;3(1):49-52
30. Sharathkumar A A,Shapiro A Hereditary haemorrhagic telangiectasia Haemophilia 2008; 14:1269-1280.
31. Mohanna S, Bravo F, Ferrufino JC, Sanchez J,Gotuzzo E. Classic Kaposi's sarcoma presenting in the oral cavity of two HIV-negative Quechua patients. Med Oral Patol Oral Cir Bucal 2007;12:365-8.
32. Goel A, Sreenivasan V, Patil P, Juneja N. Melanoma Maligno Oral - Uma Revisão. Revista Dentária Internacional de Investigação para Estudantes 2012;1(3):74-77.
33. Cohen D. Oral Nevi. http://emedicine.medscape.com/article/10792722

overview#showall

34. PAIS S, HEGDE S K, BHAT SS. Macula Melanótica Oral - Um Relato de Caso. J Indian Soc Pedo Prev Dent junho (2004) 22 (2) 73 - 75.
35. Bolan I. Chloasma - A Máscara da Gravidez. Coll. Antropol. 32 (2008) Suppl. 2: 139-141.
36. Karn D, KC S, Amatya A, Razouria EA, Timalsina M. Ácido Tranexâmico Oral para o Tratamento do Melasma. Kathmandu Univ Med J 2012;10(4):40-43.
37. FerreiraL . Melanose do fumador . http://emedicine.medscape.com/article/1077501-overview.
38. Lanza A Heulfe I,Perillo L,Ermo A,Cirillo A. Oral Pigmentation as a Sign of Addison's Disease: Uma breve reavaliação. The Open Dermatology Journal, 2009, 3, 3-6.
39. O'hana D,Barthelemy I, Baudet-Pommel M, Pham-DangN,Devoize Diagnóstico diferencial de uma lesão pigmentada da mucosa oral: um caso de melanose essencial. Med Buccale Chir Buccale 2017;23:156-159
40. LabeedAL. Lesões pigmentadas orais . cden.tu.edu.iq/images/New/2016/Lectures/Dr.Labeed/Lesão pigmentada oral

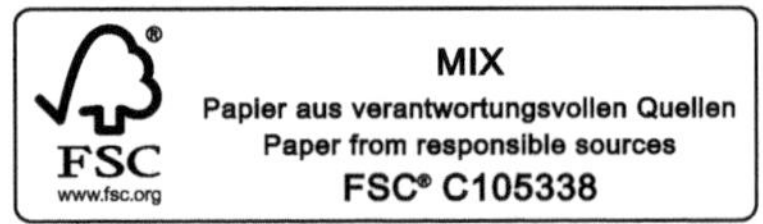

Printed by Books on Demand GmbH, Norderstedt / Germany